De Gouden Saladerecepten 2023

Ontdek Nieuwe Smaakcombinaties en Word een Meester in het Bereiden van Salades

Mare van der Horst

Samenvatting

Quinoasalade met veenbessen en geglazuurde walnoten 11

Pastasalade Met Zalm 13

Champignonsalade Met Spinazie En Romaine 15

Waldorfsalade Met Kip 17

Pittige rucolasalade en aardappelen 19

Kip Salsa Avocado Salade 21

Romige dille en aardappelsalade 23

Kip Kaas Salade Met Rucola Bladeren 25

Hete Peper Aardappelsalade 27

Kipsalade met couscous 28

Rode Aardappelsalade Met Karnemelk 30

Kippensalade Met Honingdauw Meloen 32

Aardappelsalade met ei en Dijon-mosterd 34

Honing Pecan Kip Salade 36

Druiven Mayo Kipsalade 38

Kruidige Aardappel Crème Salade 40

Pittige kipsalade met rozijnen 42

Aardappelsalade Met Munt 44

Curry kipsalade met gemengde groenten 46

Noten Kip Salade 48

Mosterd Kip Salade 50

Pittige Gember Aardappelsalade 52

Selderij en aardappelsalade 54

Limoen Kip Met Aardappelsalade 56

Aardappelsalade Met Geitenkaas 58

Pico de Gallo - Authentieke Mexicaanse Salsa 60

Saladedressing van olijfolie en citroen 62

Salade van bonen, mais en avocado 63

Pastasalade uit het zuidwesten 64

Geroosterde Bietensalade 65

Oh jongen, salade! 67

Krokante Ramen-noedelsalade met boerenkool 68

Pastasalade Met Spinazie En Tomaten 70

Waldorf Salade 72

Istuaeli-salade 73

Koolnoedelsalade 74

Mexicaanse zwarte bonensalade 76

Salsa van zwarte bonen en maïs 78

Turkije Taco Salade 79

Regenboog fruitsalade 80

Zon fruitsalade 82

Salade van citrusvruchten en zwarte bonen 83

Pittige salade van komkommer en ui 84

Tuinsalade met bosbessen en bieten 86

Bloemkool- of aardappelsalade 88

Salade van komkommer en dille 89

Mock Aardappelsalade 90

Bonnie tante's aardappel-komkommersalade 92

Spinaziesalade Met Bessen 94

Tubula-salade 95

BLT-salade met basilicummayonaisedressing 97

Gegrilde Caesarsalade met mes en vork 99

Aardbeien Romeinse Salade 101

Griekse salade 103

Salade van aardbeien en feta 105

Vlees salade 107

Amandel- en mandarijnensalade 109

Tropische salade met ananasvinaigrette 111

Salade Pittige Peer En Blauwe Kaas 113

Pittige Italiaanse Salade 115

Caesar salade 117

Salade Met Ham, Gekarameliseerde Peren En Walnoten 119

Romaine en mandarijnsalade met maanzaaddressing 121

Huissalade in restaurantstijl 123

Spinazie salade 125

Super Seven Spinazie Salade 127

Heerlijke salade 128

Salade van spinazie en gerst 129

Salade van aardbei, kiwi en spinazie 131

Salade van spinazie en granaatappel 132

Spinaziesalade Met Peper Jelly Dressing 133

Super makkelijke salade van spinazie en rode peper 134

Salade van spinazie, watermeloen en munt 135

Mooie granaatappelsalade 137

Krokante salade van appel en amandel 138

Mandarijn, Gorgonzola en Almond Delight 139

Romeinse salade en gesauteerde sinaasappels 140

Verslavende salade 141

Boerenkoolsalade met granaatappel, zonnebloempitten en amandelschilfers 143

Granaatappel Feta Salade Met Dijon Citroen Vinaigrette 145

Rucola, venkel en sinaasappel 147

Avocado Watermeloen Spinazie Salade 148

Salade van avocado, boerenkool en quinoa 149

Courgettesalade Met Speciale Dressing 151

Groente- en speksalade 153

Krokante Komkommersalade 155

Kleurrijke salade van groenten en kaas 157

Romige Komkommersalade 159

Spek En Broccoli Salade 161

Groentesalade en Maïsbrood 163

Salade van bonen en groenten 165

Salade van Maïs en Olijven 167

Maïs salade 169

Frisse Hongaarse Salade 171

Perfecte mix van tomaat, komkommer en ui 173

Klassieke komkommersalade 175

Tomatensalade Met Cherry Splash 177

Asperge salade 179

Salade van pasta en zwarte bonen 181

Salade van spinazie en bieten 183

Aardappelsalade Met Balsamicoazijn 185

Gemarineerde Tomatensalade 187

Lekkere Broccolisalade 189

Italiaanse Maissalade Met Italiaanse Dressing 191

Salade van asperges en peper	192
Salade van tomaat en basilicum	194
Kleurrijke tuinsalade	196
Champignon Salade	198
Quinoa, munt en tomatensalade	200
Zuurkool Salade Recept	202
Snelle komkommersalade	204
Tomatenschijfjes met een romige saus	206
Bordje bietensalade	207
Salade van kip en spinazie	209
Duitse komkommersalade	211
Kleurrijke citrussalade met unieke dressing	213
Salade van aardappel, wortel en rode biet	215
Salade van spinazie en bramen	216
Groentesalade Met Zwitserse Kaas	218
Lekkere Wortelsalade	220
Gemarineerde Groentesalade	222
Geroosterde gekleurde veldsla	224
Romige Komkommer	226
Salade van gemarineerde champignons en tomaten	228
Bonen salade	230
Bietensalade Met Knoflook	232
Gemarineerde Maïs	233
Erwten salade	235
Raap salade	237
Appel Avocado Salade	239
Salade van Maïs, Bonen en Uien	241

Italiaanse vegetarische salade 243

Zeevruchten Pastasalade 245

Gegrilde groentesalade 247

Heerlijke zomerse maïssalade 249

Krokante Erwtensalade Met Karamel 251

Magische zwarte bonensalade 253

Zeer goede Griekse salade 255

Geweldige Thaise komkommersalade 257

Tomaten-basilicumsalade met een hoog eiwitgehalte 259

Snelle salade van avocado en komkommer 261

Gerstsalade Met Tomaten En Feta 263

Engelse Salade Van Komkommer En Tomaat 265

Oma's Aubergine Salade 267

Salade van wortel, bacon en broccoli 269

Komkommer-tomatensalade met zure room 271

Tomaat Tortellini Salade 273

Broccoli en Bacon in Mayonaise Saus 276

Kipsalade Met Komkommercrème 278

Groenten met mierikswortelsaus 280

Zoete Erwt en Pasta Salade 282

Gekleurde pepersalade 284

Kipsalade, gedroogde tomaten en pijnboompitten met kaas 286

Mozzarella en tomatensalade 288

Pittige Courgette Salade 290

Salade van tomaat en asperge 292

Komkommersalade met munt, ui en tomaat 294

Adas salatas 296

Ajvar 298

Bakdoonsiyyeh salade 300

Rellen salade 301

Curtido-salade 303

Gado Gado-salade 305

Hobak Namulu 307

Quinoasalade met veenbessen en geglazuurde walnoten

ingrediënten

2 kopjes gekookte quinoa

½ kopje gedroogde veenbessen

5-6 geglazuurde noten

4 el. Olijfolie

4 goed gesneden tomatenblokjes

2 eetlepels. peterselie

2 eetlepels. muntbladeren

Een klein beetje zout

Een snufje zwarte peper naar smaak

Methode

Doe de gekookte quinoa in een diepe kom. Doe nu de gedroogde veenbessen en geglaceerde walnoten in de kom. Voeg nu de in blokjes gesneden verse tomaten toe, een beetje verse peterselie en muntblaadjes en een scheutje olie. Meng alles goed. Breng nu op smaak met zout en zwarte peper. Dit smakelijke gerecht is klaar.

Genieten!

Pastasalade Met Zalm

ingrediënten

2 stuks gekookte zalm, in blokjes gesneden

1 kopje gekookte pasta

2 stengels bleekselderij

½ kopje mayonaise

2 in blokjes gesneden tomaten

2-3 vers gesneden groene uien

1 kopje zure room

1 in blokjes gesneden rode appel

limoensap van 1/2 citroen

Methode

Neem eerst een diepe kom en meng de in blokjes gesneden gekookte zalm, gekookte pasta samen met wat bleekselderij en gehakte verse tomaten, in blokjes gesneden appels en groene uien. Meng ze goed. Voeg nu de zelfgemaakte mayonaise, verse zure room toe en besprenkel met vers limoensap van een halve citroen. Meng ze nu allemaal heel grondig. Dit is klaar.

Genieten!

Champignonsalade Met Spinazie En Romaine

ingrediënten

1 bosje spinazie

1 Romein

4-5 champignons

2 gepelde tomaten

2 eetlepels. Boter, optioneel

zout

Zwarte of witte peper

Methode

Neem verse spinazie en snijsla. Bruin in boter, optioneel. Het duurt slechts 7-8 minuten. Snijd ondertussen de champignons in stukjes en doe ze in een kom. Voeg vervolgens de tomaten toe aan de champignons. Zet dit ongeveer 2 tot 3 minuten in de magnetron. Meng ze nu met de gebakken spinazie en snijsla. Meng ze goed en bestrooi ze met zout en zwarte of witte peper.

Genieten!

Waldorfsalade Met Kip

ingrediënten

½ kopje walnoten, gehakt

½ kopje honingmosterd

3 kopjes gekookte kip, fijngehakt

½ kopje mayonaise

1 kop rode druiven, gehalveerd

1 kopje bleekselderij, in blokjes

1 Gala-appel, in blokjes

zout

Peper

Methode

Neem een ondiepe bakvorm om de gehakte walnoten 7 tot 8 minuten te koken in een voorverwarmde oven van 350 graden. Combineer op dit punt alle ingrediënten en pas de kruiden aan.

Genieten!

Pittige rucolasalade en aardappelen

ingrediënten

2 pond aardappelen, in blokjes gesneden en gekookt

2 kopjes rucola

6 theelepels. van extra vergine olijfolie

theelepel. van zwarte peper

3 sjalotjes, fijngehakt

3/8 theelepel. van zout

½ theelepel. van sherryazijn

1 theelepel. van citroensap

2 theelepels. van mosterd, steengrond

1 theelepel. van citroenschil, geraspt

Methode

Verwarm 1 tl. olie in een pan en fruit de sjalotjes tot ze goudbruin zijn. Doe de sjalotten in een kom en combineer alle andere ingrediënten behalve de aardappelen. Meng grondig. Gooi nu de aardappelen met de dressing en roer om goed te mengen.

Genieten!

Kip Salsa Avocado Salade

ingrediënten

2 theelepels. van olijfolie

4 ons tortillachips

2 theelepels. van limoensap

1 avocado, in stukjes

3/8 theelepel. van koosjer zout

¾ kopje salsa, gekoeld

1/8 theelepel. van zwarte peper

2 kopjes kipfilet, gekookt en versnipperd

¼ kopje koriander, gehakt

Methode

Meng de olijfolie, limoensap, zwarte peper en zout in een kom. Voeg nu de gehakte koriander en kip toe en meng goed. Top met gehakte avocado en salsa. Serveer de salade op tortillachips voor het beste resultaat.

Genieten!

Romige dille en aardappelsalade

ingrediënten

¾ kilo aardappelen, in blokjes gesneden en gekookt

theelepel. van zwarte peper

½ Engelse komkommer, in blokjes

theelepel. van koosjer zout

2 theelepels. van zure room, laag in vet

2 theelepels. van gehakte dille

2 theelepels. van yoghurt, vetvrij

Methode

Aardappelen moeten gaar worden gekookt. Neem een kom en meng dille, yoghurt, room, komkommerblokjes en zwarte peper. De ingrediënten moeten goed gemengd zijn. Voeg nu de gekookte aardappelblokjes toe en meng goed.

Genieten!

Kip Kaas Salade Met Rucola Bladeren

ingrediënten

3 sneetjes brood, in blokjes gesneden

½ kopje geraspte Parmezaanse kaas

3 theelepels. boter, ongezouten en gesmolten

2 theelepels. peterselie, gehakt

5 basilicumblaadjes, in reepjes gesneden

kopje olijfolie

2 kopjes kip, geroosterd en gehakt

5 ons raketbladeren

3 theelepels. van rode wijnazijn

Peper, naar smaak

Methode

Verhit de boter en 2 theel. van olijfolie en gooi in de broodblokjes. Bak de broodblokjes in een voorverwarmde oven, op 400 graden, tot ze goudbruin zijn. Voeg de rest van de ingrediënten met broodblokjes toe en meng goed.

Genieten!

Hete Peper Aardappelsalade

ingrediënten

2 pond Yellow Finn-aardappelen, in blokjes gesneden

theelepel. van witte peper

2 theelepels. van zout

kopje room

4 theelepels. van citroensap

2 takjes dille

2 bosjes bieslook

Methode

Kook de aardappelblokjes gaar en giet af. Meng 3 theelepels. citroensap toe aan de aardappelen en zet 30 minuten opzij. Klop de room tot een gladde massa en voeg alle andere ingrediënten toe. Bedek de aardappelen met het mengsel en meng goed.

veel plezier

Kipsalade met couscous

ingrediënten

1 kopje couscous

7 ons kipfilet, gekookt

¼ kopje Kalamata-olijven, gehakt

1 teentje knoflook, fijngehakt

2 theelepels. peterselie, gehakt

theelepel. van zwarte peper

1 theelepel. van kappertjes, gehakt

1 theelepel. van limoensap

2 theelepels. van olijfolie

Zout, naar smaak

Methode

Kook de couscous zonder zout en vet volgens de aanwijzingen op de verpakking. Spoel de gekookte couscous af met koud water. Neem een kom om de ingrediënten behalve de kip en de couscous door elkaar te mengen. Voeg de gekookte couscous toe en meng goed. Voeg de kip toe en serveer direct.

Genieten!

Rode Aardappelsalade Met Karnemelk

ingrediënten

3 pond rode aardappelen, in kwarten

1 teentje knoflook, fijngehakt

½ kopje zure room

½ theelepel. van zwarte peper

1 theelepel. van koosjer zout

1/3 kopje karnemelk

1 theelepel. van dille, gehakt

¼ kopje peterselie, gehakt

2 theelepels. van bieslook, fijngehakt

Methode

Kook de aardappelkwarten gaar in een braadpan. Koel de gekookte aardappelen gedurende 30-40 minuten. Meng de zure room met de rest van de ingrediënten. Bedek de aardappelen met de dressing en roer om de ingrediënten te combineren.

Genieten!

Kippensalade Met Honingdauw Meloen

ingrediënten

kopje rijstazijn

2 theelepels. van gehakte en geroosterde walnoten

2 theelepels. van sojasaus

¼ kopje koriander, gehakt

2 theelepels. van pindakaas

2 kopjes kipfilet, gekookt en geraspt

1 theelepel. van honing

3 theelepels. van groene uien, gesneden

1 kopje komkommer, gehakt

theelepel. van sesamolie

3 kopjes meloen, in reepjes gesneden

3 kopjes meloen, in reepjes gesneden

Methode

Meng sojasaus, pindakaas, azijn, honing en sesamolie. Voeg de meloen, uien, meloen en komkommer toe en meng goed. Garneer de kipfilet met het mengsel en koriander tijdens het serveren.

Genieten!

Aardappelsalade met ei en Dijon-mosterd

ingrediënten

4 kilo aardappelen

theelepel. van peper

½ kopje bleekselderij, in blokjes

½ kopje peterselie, gehakt

1 theelepel. van Dijon-mosterd

1/3 kopje groene ui, fijngehakt

2 teentjes knoflook, fijngehakt

1 theelepel. van Dijon-mosterd

3 eieren, hardgekookt en fijngehakt

½ kopje room

1 kopje mayonaise

Methode

Kook de aardappelen gaar. Schil en snijd de aardappelen in blokjes. Meng aardappelen, groene ui, selderij en peterselie in een mengkom. Meng de mayonaise en andere ingrediënten in een kom. Giet dit mengsel over de aardappelen en meng goed.

Genieten!

Honing Pecan Kip Salade

ingrediënten

4 kopjes kip, gekookt en fijngehakt

theelepel. van peper

3 stengels bleekselderij, in blokjes

theelepel. van zout

1 kopje zoete, gedroogde veenbessen

1/3 kopje honing

½ kopje pecannoten, gehakt en geroosterd

2 kopjes mayonaise

Methode

Gooi de gehakte kip met selderij, gedroogde veenbessen en pecannoten.

Klop in een andere kom de mayonaise glad. Voeg honing, peper en zout toe aan mayonaise en meng goed. Bedek het kipmengsel met het mayonaisemengsel en meng goed zodat de ingrediënten goed gemengd zijn.

Genieten!

Druiven Mayo Kipsalade

ingrediënten

6 kopjes kip, gehakt en gekookt

½ kopje pecannoten

2 theelepels. van Dijon-mosterd

2 kopjes rode druiven, in plakjes

½ kopje zure room

2 theelepels. van maanzaad

½ kopje mayonaise

2 kopjes bleekselderij, gehakt

1 theelepel. van citroensap

Methode

Neem een mengkom en meng de kip met mayonaise, citroensap, zure room, rozijnen, maanzaad, Dijon mosterd en selderij. Kruid met peper en zout. Dek de kom af en zet in de koelkast tot het gekoeld is. Voeg de pecannoten toe en serveer direct.

Genieten!

Kruidige Aardappel Crème Salade

ingrediënten

¾ kopje zure room

1 kopje groene erwten

kopje yoghurt

6 kopjes rode aardappelen, in vieren gesneden

1 theelepel. van tijm, gehakt

½ theelepel. van zout

1 theelepel. van dille, gehakt

Methode

Meng de room, yoghurt, dille, tijm en zout in een kom en zet opzij. Kook de aardappelkwarten en erwten in voldoende water gaar. Giet het overtollige water af. Meng aardappelen en erwten door het bereide mengsel. Roer goed om de ingrediënten goed te mengen.

Genieten!

Pittige kipsalade met rozijnen

ingrediënten

kopje mayonaise

3 theelepels. van rozijnen

1 theelepel. van kerriepoeder

1/3 kopje bleekselderij, in blokjes gesneden

1 kop citroenkip, gegrild

1 appel, in stukjes

1/8 theelepel. van zout

2 theelepels. van water

Methode

Meng de curry, mayonaise en het water in een kom. Voeg citroenkip, gehakte appel, rozijnen, selderij en zout toe. Gebruik een spatel om de ingrediënten goed te mengen. Dek de salade af en zet in de koelkast tot hij gekoeld is.

Genieten!

Aardappelsalade Met Munt

ingrediënten

7 rode aardappelen

1 kopje erwten, ingevroren en ontdooid

2 theelepels. van witte wijnazijn

½ theelepel. van zwarte peper

2 theelepels. van olijfolie

theelepel. van zout

2 theelepels. van sjalotten, fijngehakt

¼ kopje muntblaadjes, gehakt

Methode

Kook de aardappelen in water in een pan met diepe bodem gaar. Koel de aardappelen af en snijd ze in blokjes. Meng azijn, sjalotten, munt, olijfolie, zout en zwarte peper. Doe de aardappelblokjes, erwten en het voorbereide mengsel. Meng goed en serveer.

Genieten!

Curry kipsalade met gemengde groenten

ingrediënten

Kip kerrie, diepvries en ontdooid

10 ons spinazieblaadjes

1 1/2 kopjes bleekselderij, fijngehakt

kopje mayonaise

1 1/2 kopjes groene druiven, gehalveerd

½ kopje rode uien, gehakt

Methode

Doe de bevroren kipcurry in een kom. Voeg de rode uien, groene druiven, babyspinazieblaadjes en bleekselderij toe aan de kipcurry. Goed mengen. Voeg nu de mayonaise toe en meng nogmaals goed. Breng op smaak met zout en peper.

Genieten!

Noten Kip Salade

ingrediënten

1 kopje bulgur

2 sjalotten, in plakjes

2 kopjes kippenbouillon

3 kopjes kip, gekookt en fijngehakt

1 appel, in blokjes

3 theelepels. van walnoten, gehakt

kopje olijfolie

2 theelepels. van appelazijn

1 theelepel. van Dijon-mosterd

1 theelepel. van rietsuiker

zout

Methode

Kook de bulgur met de bouillon en breng aan de kook. Koel gedurende 15 minuten. Rooster de walnoten in een pan en doe ze in een kom om af te koelen. Meng in een kom alle ingrediënten goed door elkaar. Breng op smaak met zout en serveer.

Genieten!

Mosterd Kip Salade

ingrediënten

1 ei, hardgekookt

theelepel. van zwarte peper

¾ kilo fingerling aardappelen

theelepel. van koosjer zout

2 theelepels. van mayonaise, laag in vet

3 theelepels. van rode ui, gesnipperd

1 theelepel. van yoghurt

1/3 kopje bleekselderij, fijngehakt

1 theelepel. van mosterd

Methode

Snijd de aardappelen in blokjes en kook tot ze gaar zijn. Hak het gekookte ei fijn. Meng alle ingrediënten behalve eieren en aardappelen. Voeg het mengsel toe aan de gehakte eieren en aardappelblokjes. Roer goed zodat de ingrediënten goed mengen. Breng op smaak met zout en peper.

Genieten!

Pittige Gember Aardappelsalade

ingrediënten

2 pond rode aardappelen, in blokjes

2 theelepels. koriander, gehakt

2 theelepels. van rijstazijn

1/3 kopje groene ui, in plakjes

1 theelepel. sesamolie

1 jalapenopeper, fijngehakt

4 theelepels. van citroengras, gehakt

theelepel. van zout

2 theelepels. van gember, geraspt

Methode

Kook de aardappelen gaar. Giet het overtollige water af. Meng de overige ingrediënten goed. Bedek de gekookte aardappelen met het mengsel. Gebruik een spatel om de ingrediënten te mengen.

Genieten!

Selderij en aardappelsalade

ingrediënten

2 pond rode aardappelen, in blokjes

2 ons pimientos, in blokjes gesneden

½ kopje koolzaadmayonaise

1/8 theelepel. van knoflookpoeder

¼ kopje groene uien, gehakt

theelepel. van zwarte peper

kopje yoghurt

½ theelepel. van selderiezaden

¼ kopje room, zuur

½ theelepel. van zout

1 theelepel. van suiker

1 theelepel. van witte wijnazijn

2 theelepels. van bereide mosterd

Methode

Kook de aardappelblokjes gaar en giet het overtollige water af. Koel de gekookte aardappelen ongeveer 30 minuten. Meng de overige ingrediënten in een kom. Voeg de aardappelblokjes toe en meng goed om te combineren.

Genieten!

Limoen Kip Met Aardappelsalade

ingrediënten

1 kilo aardappelen

1 teentje knoflook, fijngehakt

2 kopjes erwten

½ theelepel. van zwarte peper

2 kopjes kipfilet, fijngehakt

1 theelepel. van zout

½ kopje rode paprika, gehakt

1 theelepel. van zout

½ kopje ui, fijngehakt

1 theelepel. van dragon, fijngehakt

1 theelepel. van limoensap

2 theelepels. van olijfolie

1 theelepel. van Dijon-mosterd

Methode

Kook aardappelen, doperwten en kipfilet apart gaar. Meng de overige ingrediënten in een kom. Voeg nu de aardappelblokjes, doperwtjes en kipfilet toe aan de kom. Gebruik een spatel en meng de ingrediënten grondig. Serveer onmiddellijk.

Genieten!

Aardappelsalade Met Geitenkaas

ingrediënten

2 1/2 pond aardappelen

1 teentje knoflook, fijngehakt

¼ glas witte wijn, droog

1 theelepel. van Dijon-mosterd

½ theelepel. van zout

2 theelepels. van olijfolie

½ theelepel. van zwarte peper

2 theelepels. van dragon, fijngehakt

1/3 kopje ui, fijngehakt

glas rode wijnazijn

½ kopje peterselie, gehakt

3 ons geitenkaas

¼ kopje zure room

Methode

Kook de aardappelen gaar in water. Meng de aardappelen, wijnazijn, peper en zout in een kom. Zet 15 minuten apart. Voeg nu de rest van de ingrediënten toe aan het aardappelmengsel en meng goed. Serveer onmiddellijk.

Genieten!

Pico de Gallo - Authentieke Mexicaanse Salsa

Ingrediënten:

3 grote tomatenblokjes, gebakken

1 middelgrote in blokjes gesneden ui

een bosje koriander, gebruik meer of minder afhankelijk van je smaak

Optionele ingrediënten

½ komkommer geschild en in blokjes gesneden

Citroensap van ½ citroen

½ theelepel. Gehakte knoflook

Zout naar smaak

2 Jalapenos, of meer als je het liever heter hebt

1 gepeld avocadoblokje

Methode

Combineer alle ingrediënten in een grote kom en meng goed. Serveer onmiddellijk.

Genieten!

Saladedressing van olijfolie en citroen

Ingrediënten:

8 fijngehakte teentjes knoflook

½ theelepel. zwarte peper

1 kopje vers geperst citroensap

2 theelepels. zout

½ kopje extra vierge olijfolie

Methode

Doe alle ingrediënten in een blender en mix tot alle ingrediënten zijn opgenomen. Deze dressing moet in een luchtdichte verpakking worden bewaard en moet snel worden gebruikt, anders wordt de dressing bitter van het citroensap erin.

Genieten!

Salade van bonen, mais en avocado

Ingrediënten:

1 blik zwarte bonen, uitgelekt

1 blik zoete gele maïs, ingeblikt, uitgelekt

2 eetlepels. Limoensap

1 theelepel. Olijfolie

4 el. koriander

5 kopjes gehakte rauwe uien

1 avocado

1 rijpe rode tomaat

Methode

Doe alle ingrediënten in een grote kom en meng voorzichtig. Serveer direct of serveer koud.

Genieten!

Pastasalade uit het zuidwesten

Ingrediënten:

1-8 oz Kleine volkoren pasta

15 ons maïs

15 oz zwarte bonen

1 kopje salsa, elke variëteit

1 kop cheddarkaas, geraspt

1 kopje in blokjes gesneden groene paprika, paprika

Methode

Bereid de pasta volgens de aanwijzingen op de verpakking. Giet af, spoel af en doe in een grote kom. De vloeistoffen worden gereserveerd en afgevoerd uit de ingeblikte maïs en zwarte bonen. Combineer alle ingrediënten met gekookte pasta in een grote kom. Voeg naar behoefte kleine hoeveelheden van de gereserveerde ingeblikte vloeistoffen toe. Serveer onmiddellijk.

Genieten!

Geroosterde Bietensalade

Ingrediënten:

6 gele bieten, 1/2 lb

3 el. Olijfolie

Versgemalen zwarte peper

1 ½ eetl. Dragon of sherryazijn

1 eetlepel. tijm bladeren

4 kopjes gemengde salade

½ kopje verkruimelde fetakaas

1 eetlepel. munt

Methode

Eerst wordt de oven voorverwarmd tot 375 graden. Leg de bieten in een ondiepe, afgedekte braadpan. Voeg voldoende water toe om 1/2 inch op de plaat te komen. Dek de bieten af en braad ze een uur of tot de bieten gemakkelijk doorboren zijn met een schilmesje. Haal de bieten uit de oven. Klop in een middelgrote kom de azijn en gehakte kruiden door elkaar. Snijd de gekookte bieten in blokjes van 1/2-inch en meng ze met de dressing. Bestrooi met de feta en serveer direct.

Genieten!

Oh jongen, salade!

Ingrediënten:

1 kop tomaten, gehakt of in plakjes

1 kopje geschilde, gehakte komkommer

1 theelepel. DROGER DILLE

1 eetlepel. Lichte mayonaise

Methode

Voeg alle ingrediënten toe aan een grote kom en meng goed totdat alle ingrediënten zijn opgenomen. Zet een nacht in de koelkast en serveer zeer koud.

Genieten!!

Krokante Ramen-noedelsalade met boerenkool

Ingrediënten:

3 el. Olijfolie

3 el. Azijn

2 eetlepels. Suiker of suikervervanger

½ pakje ramen noodle kruiden

theelepel. Peper

1 eetlepel. Natriumarme sojasaus

Salade ingrediënten:

1 kleine kop Rode of groene kool

2 gehakte groene uien, gehakt

1 geschilde en geraspte wortel

1 pakje gemalen ramennoedels

Methode

Maak de dressing door de ingrediënten in een grote slakom te mengen. Roer om de suiker op te lossen. De eerste drie salade-ingrediënten worden aan een kom toegevoegd en goed gemengd. Voeg de gehakte Ramen toe en meng goed. Schenk de dressing erover en serveer direct.

Genieten!

Pastasalade Met Spinazie En Tomaten

Ingrediënten:

8 Oz. Kleine pasta of gerst

8 Oz. Verkruimelde feta

16 oz. Cherry-tomaten

4 kopjes babyspinazie

2 eetlepels. Uitgelekte kappertjes

theelepel. zwarte peper

2 eetlepels. geraspte Parmezaanse kaas

Methode

Kook de pasta volgens de aanwijzingen op de verpakking tot hij al dente is, stevig om te bijten. Zodra de pasta gaar is; giet het af over de kerstomaatjes om het snel te blancheren. Doe terwijl de pasta kookt de spinazie, feta en kappertjes in een grote kom. Meng de tomaten en pasta met het spinaziemengsel. Voordat de pasta wordt afgegoten, wordt het koken van de pasta proportioneel toegevoegd om te mengen. Breng tenslotte op smaak met zwarte peper en garneer met geraspte kaas. Serveer onmiddellijk.

Genieten!

Waldorf Salade

Ingrediënten:

4 middelgrote appels, in blokjes

1/3 kopje gehakte walnoten

1/3 kopje rozijnen

½ kopje magere yoghurt, Griekse of gewone yoghurt

3 stengels gehakte bleekselderij

Methode

Voeg alle ingrediënten toe aan een grote kom en meng goed totdat alle ingrediënten zijn opgenomen. Zet een nacht in de koelkast en serveer zeer koud.

Genieten!

Istuaeli-salade

Ingrediënten:

1 Groene of gele paprika, fijngehakt

1 geschilde komkommer, in stukjes

2 eetlepels. Citroensap

1 theelepel. zout

1 theelepel. Vers gemalen peper

3 tomaten, in stukjes

3 el. extra vergine olijfolie

Methode

Voeg alle ingrediënten toe aan een grote kom en meng goed totdat alle ingrediënten zijn opgenomen. Serveer onmiddellijk, want hoe meer deze salade zit, hoe wateriger hij wordt.

Genieten!

Koolnoedelsalade

Ingrediënten:

3 el. Olijfolie3 eetl. azijn2 eetl. Suiker ½ pakje Ramen noodle

theelepel. Peper

1 eetlepel. Natriumarme sojasaus

1 Rode of groene kool

2 groene uien, gehakt

1 Geschilde wortel, geraspt

1 pakje gemalen ramennoedels

Methode

Alle ingrediënten worden gecombineerd in een grote kom. Blijf goed roeren om de suiker op te lossen. Vervolgens worden de eerste drie hoofdingrediënten van deze salade gecombineerd en daarna worden ze allemaal goed gemengd. Er worden gemalen ramen-noedels aan toegevoegd. Vervolgens worden de rest van de ingrediënten toegevoegd en vervolgens herhaaldelijk gemengd. Serveer onmiddellijk of dek af en zet in de koelkast om de smaken te laten versmelten.

Genieten!

Mexicaanse zwarte bonensalade

ingrediënten

1 1/2 blik gekookte zwarte bonen

2 rijpe dadeltomaten, in blokjes

3 lente-uitjes, in plakjes

1 eetlepel. Vers limoensap

2 eetlepels. gehakte verse koriander

Zout en versgemalen zwarte peper naar smaak

1/3 kopje maïs

2 eetlepels. Olijfolie

Methode

Combineer alle ingrediënten in een middelgrote kom en meng voorzichtig.

Laat de salade in de koelkast rusten tot het moment van serveren. Serveer koud.

Genieten!

Salsa van zwarte bonen en maïs

Ingrediënten:

1 blikje zwarte bonen

3 el. gehakte verse koriander

1 blik Gele mais en witte mais

¼ kopje gehakte ui

1 kan Rootle

Limoensap of pers een limoen uit

Methode

Giet het vocht uit de zwarte bonen, wortelgewassen en blikken maïs af en combineer ze in een grote kom. Voeg de koriander en ui toe en meng goed. Knijp vlak voor het serveren een beetje citroensap uit.

Genieten!

Turkije Taco Salade

Ingrediënten:

2 ons. Kalkoen met vrije uitloop

2/4 kopje cheddarkaas

1 1/2 kopjes snijsla, gehakt

1/8 kopje uien, gehakt

½ ons. Tortilla chips

2 eetlepels. saus

¼ kopje rode bonen

Methode

Voeg alle ingrediënten behalve de tortillachips toe aan een grote kom en meng goed. Bestrooi de salade vlak voor het serveren met de geplette tortilla's en serveer direct.

Genieten!

Regenboog fruitsalade

ingrediënten

Fruit salade:

1 grote geschilde mango, in blokjes

2 kopjes bosbessen

2 gesneden bananen

2 kopjes aardbeien

2 kopjes pitloze druiven

2 eetlepels. Citroensap

1 ½ eetl. Honing

2 kopjes pitloze druiven

2 ongeschilde nectarines, in plakjes

1 geschilde, in plakjes gesneden kiwi

Sinaasappel-honingsaus:

1/3 kopje ongezoet sinaasappelsap

theelepel. gemalen gember

een snufje nootmuskaat

Methode

Voeg alle ingrediënten toe aan een grote kom en meng goed totdat alle ingrediënten zijn opgenomen. Zet een nacht in de koelkast en serveer zeer koud.

Genieten!

Zon fruitsalade

Ingrediënten:

3 kiwi's, in hapklare stukjes gesneden

320 ons. Ananasstukjes in sap

215 ons. Uitgelekte mandarijnen, ingeblikt op lichte siroop

2 bananen

Methode

Combineer alle ingrediënten in een grote kom en zet minimaal 2 uur in de koelkast. Serveer deze salade koud.

Genieten!

Salade van citrusvruchten en zwarte bonen

Ingrediënten:

1 Grapefruit geschild, ontleed

2 sinaasappels geschild, ontleed

1 16 ons. Uitgelekt blik zwarte bonen

½ kopje gehakte rode ui

½ avocado in plakjes

2 eetlepels. Citroensap

Zwarte peper naar smaak

Methode

Combineer alle ingrediënten in een grote kom en serveer op kamertemperatuur.

Genieten!

Pittige salade van komkommer en ui

ingrediënten

2 komkommers, in dunne plakjes

½ theelepel. zout

theelepel. zwarte peper

2 eetlepels. Kristalsuiker

1/3 kopje ciderazijn

1 dun gesneden ui

1/3 kopje water

Methode

Schik de komkommers en uien afwisselend in een bord. Doe de rest van de ingrediënten in een blender en mix tot een gladde massa. Koel de dressing een paar uur. Giet vlak voor het serveren de dressing over de komkommers en uien en serveer direct.

Genieten!

Tuinsalade met bosbessen en bieten

Ingrediënten:

1 krop Romeinse sla

1 handvol bosbessen

1 ons. verkruimelde geitenkaas

2 geroosterde bieten

5-6 cherrytomaatjes

¼ kopje ingeblikte tonijn

Zout, naar smaak

Peper, naar smaak

Methode

Doe alle ingrediënten in een ingevette braadpan en dek af met folie. Bak ongeveer een uur in een voorverwarmde oven van 250 graden F. Iets afkoelen en op smaak brengen. Heet opdienen.

Genieten!

Bloemkool- of aardappelsalade

ingrediënten

1 bloemkoolkop, gekookt en in roosjes gesneden

¼ kopje magere melk

6 theelepels. schijnen

¾ eetl. appelcider azijn

5 el. Lichte mayonaise

2 theelepels. Mosterd

Methode

Combineer alle ingrediënten behalve bloemkool en mix tot een gladde massa. Breng vlak voor het opdienen de gekookte bloemkool op smaak met de bereide saus en serveer warm.

Genieten!

Salade van komkommer en dille

Ingrediënten:

1 kopje vetvrije of vetvrije Griekse yoghurt

Zout en peper naar smaak

6 kopjes komkommer, in dunne plakjes gesneden

½ kopje ui, dun gesneden

¼ kopje citroensap

2 teentjes fijngehakte knoflook

1/8 kopje dille

Methode

Giet het overtollige water uit de yoghurt en laat het ongeveer 30 minuten afkoelen. Combineer de yoghurt met de rest van de ingrediënten en meng goed. Zet nog een uurtje in de koelkast en dien heel koud op.

Genieten!

Mock Aardappelsalade

ingrediënten

16 eetl. Vetvrije mayonaise

5 kopjes gekookte bloemkool, in roosjes gesneden

¼ kopje gele mosterd

¼ kopje gehakte selderij

½ kopje gesneden komkommer

1 eetlepel. gele mosterdzaadjes

¼ kopje in blokjes gesneden augurken

½ theelepel. Knoflook poeder

Methode

Voeg alle ingrediënten toe aan een grote kom en meng goed totdat alle ingrediënten zijn opgenomen. Zet een nacht in de koelkast en serveer zeer koud. Je kunt de bloemkool ook vervangen door aardappelen, het gerecht smaakt net zo lekker.

Genieten!

Bonnie tante's aardappel-komkommersalade

ingrediënten

2-3 kopjes nieuwe aardappelen

1 eetlepel. Kubus dille

1 eetlepel. Dijon mosterd

kopje lijnolie

4 bieslook, fijngehakt

2 theelepels. dille, gehakt

theelepel. Peper

3-4 kopjes komkommer

theelepel. zout

Methode

Combineer alle ingrediënten in een grote kom en meng goed tot alle ingrediënten zijn opgenomen, vlak voor het opdienen. Serveer onmiddellijk.

Genieten!

Spinaziesalade Met Bessen

ingrediënten

½ kopje gesneden aardbeien

¼ kopje frambozen

kopje Newman's lichte frambozen-walnootdressing

bosbessen kopje

¼ kopje geschaafde amandelen

4 kopjes spinazie

¼ kopje gehakte rode uien

Methode

Voeg alle ingrediënten toe aan een grote kom en meng goed totdat alle ingrediënten zijn opgenomen. Zet een nacht in de koelkast en serveer zeer koud.

Genieten!

Tubula-salade

ingrediënten

1 kopje tarwebulgur

1 gesnipperde ui

4 sjalotjes, fijngehakt

Zout en peper naar smaak

2 kopjes gehakte peterselieblaadjes

kopje citroensap

2 kopjes kokend water

2 middelgrote tomaten, in blokjes

kopje olijfolie

1 kopje gehakte munt

Methode

Kook het water in een middelgrote pan. Nadat je van het vuur hebt gehaald, giet je de trompet en dek af met een goed sluitend deksel en zet 30 minuten opzij. Giet het overtollige water af. Voeg de resterende ingrediënten toe en meng goed. Serveer onmiddellijk.

Genieten!

BLT-salade met basilicummayonaisedressing

ingrediënten

½ pond spek

½ kopje mayonaise

2 eetlepels. rode wijnazijn

¼ kopje fijngehakte basilicum

1 theelepel. grond zwarte peper

1 eetlepel. Koolzaadolie

1 pond snijsla - gespoeld, gedroogd en in hapklare stukjes gesneden

¼ pint cherrytomaatjes

Methode

Leg het spek in een grote, diepe koekenpan. Kook op middelhoog vuur tot ze gelijkmatig bruin zijn. Voeg in een kleine kom het uitgelekte spek, de mayonaise, basilicum en azijn toe en meng. Dek af en zet weg bij kamertemperatuur. Meng in een grote kom de snijsla, bacon en croutons, tomaten. Giet de dressing over de salade. Dienen.

Genieten!

Gegrilde Caesarsalade met mes en vork

ingrediënten

1 lang dun stokbrood

¼ kopje olijfolie, verdeeld

2 Knoflook, gehalveerd

1 kleine tomaat

1 snijsla, buitenste bladeren weggegooid

Zout en grofgemalen zwarte peper naar smaak

1 kopje Caesar saladedressing, of naar smaak

½ kopje Parmezaanse vlokken

Methode

Verwarm de grill voor op laag vuur en vet de grill licht in. Snijd het stokbrood in 4 lange plakken van ongeveer 1/2 inch dik. Bestrijk elke snijkant lichtjes met ongeveer de helft van de olijfolie. Grill de sneetjes stokbrood op de voorverwarmde grill tot ze licht krokant zijn, 2 tot 3 minuten per kant. Wrijf elke kant van de sneetjes stokbrood in met de gesneden kant van de knoflook en de gesneden kant van de tomaten. Bestrijk 2 snijkanten van de romaine kwartjes met de resterende olijfolie. Kleed ze elk aan met Caesar-dressing.

Genieten!

Aardbeien Romeinse Salade

Ingrediënten:

1 Romeinse sla, gespoeld, gedroogd en gehakt

2 bossen spinazie gewassen, gedroogd en gehakt

2 pinten aardbeien, in plakjes

1 Bermuda-ui

½ kopje mayonaise

2 eetlepels. witte wijn azijn

1/3 kopje witte suiker Wit

kop met melk

2 eetlepels. Maanzaad

Methode

Meng in een grote slakom de snijsla, spinazie, aardbeien en gesneden ui. Meng in een pot met goed sluitend deksel de mayonaise, azijn, suiker, melk en maanzaad. Goed schudden en de dressing over de salade gieten. Roer tot het gelijkmatig bedekt is. Serveer onmiddellijk.

Genieten!

Griekse salade

Ingrediënten:

1 gedroogde snijsla

6 ons ontpitte zwarte olijven

1 groene paprika, gehakt

1 dun gesneden rode ui

6 el. Olijfolie

1 Rode paprika, gehakt

2 grote tomaten, in stukjes

1 Komkommer, in plakjes

1 kopje verkruimelde fetakaas

1 theelepel. Gedroogde oregano

1 citroen

Methode

In een grote slakom worden de romaine, ui, olijven, paprika, komkommer, tomaten en kaas goed gemengd. Klop de olijfolie, citroensap, oregano en zwarte peper door elkaar. Giet de dressing over de salade, meng en serveer.

Genieten!

Salade van aardbeien en feta

ingrediënten

1 kop geschaafde amandelen

2 teentjes fijngehakte knoflook

1 theelepel. Honing1 kopje plantaardige olie

1 romaine sla,

1 theelepel. Dijon mosterd

¼ kopje frambozenazijn

2 eetlepels. Balsamico azijn

2 eetlepels. bruine suiker

1 halve liter aardbeien, in plakjes

1 kopje verkruimelde fetakaas

Methode

Verhit de olie in een koekenpan op middelhoog vuur, kook de amandelen, vaak roerend, tot ze licht geroosterd zijn. Haal van het vuur. Bereid de dressing in een kom door de balsamicoazijn, bruine suiker en plantaardige olie te combineren. Meng in een grote kom de amandelen, fetakaas en snijsla. Dresseer de salade vlak voor het serveren met de dressing.

Genieten!

Vlees salade

ingrediënten

1 pond entrecote

1/3 kopje olijfolie

3 el. rode wijnazijn

2 eetlepels. Citroensap

1 teentje knoflook, fijngehakt

½ theelepel. zout

1/8 theelepel. Grond zwarte peper

1 theelepel. Worcestershire saus

1 wortel, in plakjes

½ kopje gesneden rode ui

¼ kopje gevulde gesneden groene pimentolijven

Methode

Verwarm de grill voor op hoog vuur. Leg de biefstuk op de grill en kook 5 minuten per kant. Haal van het vuur en laat staan tot het afgekoeld is. Klop in een kleine kom de olijfolie, azijn, citroensap, knoflook, zout, peper en Worcestershire-saus door elkaar. Combineer de kaas. Dek daarna af en plaats de dressing in de koelkast. Schenk vlak voor het serveren de dressing over de steak. Serveer met gegrild stokbrood croutons.

Genieten!

Amandel- en mandarijnensalade

Ingrediënten:

1 Romeinse sla

11 ons mandarijnen, uitgelekt

6 groene uien, in dunne plakjes gesneden

½ kopje olijfolie1 eetl. witte suiker

1 theelepel. Gemalen rode pepervlokken

2 eetlepels. witte suiker

½ kopje gesneden amandelen

¼ glas rode wijnazijn

Gemalen zwarte peper naar smaak

Methode

Combineer de snijsla, sinaasappels en groene uien in een grote kom. Voeg in een pan de suiker toe en roer terwijl de suiker begint te smelten. Roer continu. Voeg de amandelen toe en roer tot ze bedekt zijn. Keer de amandelen om op een bord en laat afkoelen. Combineer olijfolie, rode wijnazijn, een eetl. suiker, rode pepervlokken en zwarte peper in een pot met een luchtdicht deksel. Meng voor het serveren de sla met de saladedressing tot deze bedekt is. Doe over in een serveerschaal en serveer bestrooid met gesuikerde amandelen. Serveer onmiddellijk.

Genieten!

Tropische salade met ananasvinaigrette

ingrediënten

6 plakjes spek

¼ kopje ananassap

3 el. rode wijnazijn

kopje olijfolie

Versgemalen zwarte peper naar smaak

Zout naar smaak

10oz pak gesneden snijsla

1 kop in blokjes gesneden ananas

½ kopje gehakte, geroosterde macadamianoten

3 gehakte groene uien

¼ kopje geroosterde vlokken kokosnoot

Methode

Leg het spek in een grote, diepe koekenpan. Kook op middelhoog vuur tot ze gelijkmatig bruin zijn, ongeveer 10 minuten. Giet het spek af en verkruimel het. Doe het ananassap, rode wijnazijn, olie, peper en zout in een pot met deksel. Dek af om goed te schudden. Meng de overige ingrediënten en voeg de dressing toe. Garneer met geroosterde kokos. Serveer onmiddellijk.

Genieten!

Salade Pittige Peer En Blauwe Kaas

ingrediënten

1/3 kopje ketchup

½ kopje gedestilleerde witte azijn

¾ kopje witte suiker

2 theelepels. zout

1 kopje koolzaadolie

2 kropjes snijsla, in stukjes gesneden

4 ons verkruimelde blauwe kaas

2 peren, geschild, klokhuis verwijderd en in stukjes gesneden

½ kopje geroosterde gehakte walnoten

½ rode ui, gesnipperd

Methode

In een kleine kom zijn ketchup, suiker, azijn en zout goed gecombineerd. Giet geleidelijk de olie erbij, onder voortdurend roeren, tot alles goed gemengd is. Meng in een grote serveerschaal de sla, blauwe kaas, peren, walnoten en rode ui door elkaar. Giet de dressing over de salade en hussel door elkaar.

Genieten!

Pittige Italiaanse Salade

Ingrediënten:

½ kopje koolzaadolie

1/3 kopje dragonazijn

1 eetlepel. witte suiker

1 Rode paprika, in reepjes gesneden

1 geraspte wortel

1 dun gesneden rode ui

kopje zwarte olijven

¼ kopje ontpitte groene olijven

½ kopje gesneden komkommer

2 eetlepels. Geraspte Romeinse kaas

Gemalen zwarte peper naar smaak

Methode

Combineer in een middelgrote kom de koolzaadolie, suiker, droge mosterd, tijm en knoflook in een kom. Meng in een grote kom sla, rode paprika, wortel, rode ui, artisjokharten, zwarte olijven, groene olijven, komkommer en romano-kaas. Koel gedurende 4 uur, of 's nachts. Breng op smaak met peper en zout. Serveer koud.

Genieten!

Caesar salade

Ingrediënten:

1 krop Romeinse sla

2 kopjes croutons

1 citroensap

1 Worcestershire Dash-saus

6 teentjes knoflook, fijngehakt

1 eetlepel. Dijon mosterd

½ kopje olijfolie

¼ kopje geraspte Parmezaanse kaas

Methode

Pureer de croutons in een diepe kom. Aan de kant leggen. Meng de mosterd, het citroensap en de Worcestershire-saus in een kom. Meng goed in een mixer en voeg langzaam de olijfolie toe tot het romig is. Giet de dressing over de sla. Voeg de croutons en kaas toe en meng goed. Serveer onmiddellijk.

Genieten!

Salade Met Ham, Gekarameliseerde Peren En Walnoten

Ingrediënten:

2 kopjes sinaasappelsap

2 eetlepels. rode wijnazijn

2 eetlepels. fijngesneden rode ui

1 eetlepel. witte suiker

1 eetlepel. witte wijn

1 kopje gehalveerde walnoten

½ kopje witte suiker

glas water

¾ kopje extra vergine olijfolie

1 eetlepel. Boter

2 peren - geschild, klokhuis verwijderd en in partjes gesneden

Ham, in dunne reepjes gesneden - 1/4 lb

2 Romeinse harten, gespoeld en gescheurd

Methode

Verwarm in een middelgrote pan eerst het sinaasappelsap op middelhoog vuur, onder regelmatig roeren, tot het voor 1/4 is ingekookt. Doe in een blender, samen met de azijn, ui, suiker, wijn, zout en peper. Smelt de boter in een pan met antiaanbaklaag op middelhoog vuur terwijl u op lage snelheid blijft kloppen, verwijder de dop en besprenkel met de olijfolie om de dressing te emulgeren. Voeg suiker en water toe en kook, onder voortdurend roeren. Fruit de peren en walnoten in boter gedurende 3 minuten. Haal van het vuur en zet opzij om af te koelen. Voeg de vinaigrette toe. Serveer nu op een grote Italiaanse schotel.

Genieten!

Romaine en mandarijnsalade met maanzaaddressing

Ingrediënten:

6 plakjes spek

1/3 kopje appelazijn

kopje witte suiker

½ kopje grof gesneden rode ui

½ theelepel. Droog mosterdpoeder

theelepel. zout

½ kopje plantaardige olie1 theel. Maanzaad

10 kopjes gescheurde romaine slablaadjes

10oz mandarijnpartjes uitgelekt

¼ kopje geroosterde amandelschilfers

Methode

Bak het spek bruin in een pan. Giet af, verkruimel en zet opzij. Doe azijn, suiker, rode ui, mosterdpoeder en zout in de kom van een blender. Verlaag de blendersnelheid tot medium-laag. Voeg de maanzaad toe, mix nu tot ze zijn opgenomen en de dressing romig is. Meng de snijsla met het verkruimelde spek en de mandarijnen in een grote kom. Bedek met de dressing en serveer direct.

Genieten!

Huissalade in restaurantstijl

Ingrediënten:

Verander porties

1 grote krop Romeinse sla - gespoeld, gedroogd en in stukjes gesneden

4oz Jar in blokjes gesneden piment pepers, uitgelekt

2/3 kopje extra vierge olijfolie

1/3 kopje rode wijnazijn

1 theelepel. zout

1 Big Head Iceberg - gespoeld, gedroogd en in stukjes gehakt

14 oz Artisjokharten, uitgelekt en in vieren gedeeld

1 kopje gesneden rode ui

theelepel. Grond zwarte peper

2/3 kopje kaas - geraspte Parmezaanse kaas

Methode

Combineer alle ingrediënten in een kom en meng goed. Serveer onmiddellijk.

Genieten!

Spinazie salade

Ingrediënten:

Verander porties

½ kopje witte suiker

1 kopje plantaardige olie

2 eetlepels. Worcestershire saus

1/3 kopje ketchup

½ kopje witte azijn

1 kleine ui gesnipperd

450 g spinazie - gespoeld, gedroogd en in hapklare stukjes gesneden

4 oz Gesneden uitgelekte waterkastanjes

5 plakjes spek

Methode

Combineer alle ingrediënten in een kom en meng goed. Serveer onmiddellijk.

Genieten!

Super Seven Spinazie Salade

Ingrediënten:

6 oz Pakket babyspinazieblaadjes

1/3 kopje in blokjes gesneden cheddarkaas

1 Fuji-appel geschild, klokhuis verwijderd en in blokjes gesneden

1/3 kopje fijngehakte rode ui

¼ kopje gezoete gedroogde veenbessen

1/3 kopje geblancheerde amandelschilfers

3 el. Saladedressing van maanzaad

Methode

Combineer alle ingrediënten in een kom en meng goed. Serveer onmiddellijk.

Genieten!

Heerlijke salade

Ingrediënten:

8 kopjes babyspinazieblaadjes

11 oz Blikje mandarijnen uitgelekt

½ middelgrote rode ui, apart in ringen gesneden

1 kopje verkruimelde fetakaas

1 kopje vinaigrette Balsamico saladedressing

1 1/2 kopjes gezoete gedroogde veenbessen

1 kopje met honing geroosterde gesneden amandelen

Methode

Combineer alle ingrediënten in een kom en meng goed. Serveer onmiddellijk.

Genieten!

Salade van spinazie en gerst

Ingrediënten:

Ongekookt Orzo Pasta 16oz Pakket

10 oz pakket fijngehakte babyspinazieblaadjes

½ pond verkruimelde fetakaas

½ goed gesneden rode ui

kopje pijnboompitten

½ theelepel. Gedroogde basilicum

theelepel. Gemalen witte peper

½ kopje olijfolie

½ kopje balsamicoazijn

Methode

Breng een grote pan met licht gezouten water aan de kook. Doe in een grote kom en voeg de spinazie, feta, ui, pijnboompitten, basilicum en witte peper toe. Voeg de gerst toe en kook 8-10 minuten, giet af en spoel af met koud water. Dresseer met olijfolie en balsamicoazijn. Koel en dien koud op.

Genieten!

Salade van aardbei, kiwi en spinazie

Ingrediënten:

2 eetlepels. Frambozen azijn

2 1/2 eetl. Frambozenjam

1/3 kop Plantaardige olie

8 kopjes spinazie, afgespoeld en in hapklare stukjes gesneden

½ kopje gehakte walnoten

8 in vieren gesneden aardbeien

2 geschilde en in plakjes gesneden kiwi's

Methode

Combineer alle ingrediënten in een kom en meng goed. Serveer onmiddellijk.

Genieten!

Salade van spinazie en granaatappel

Ingrediënten:

1 10-ounce zak babyspinazieblaadjes, gespoeld en uitgelekt

1/4 rode ui, heel dun gesneden

1/2 kopje gehakte walnoten

1/2 kopje verkruimelde feta

1/4 kopje alfalfaspruiten, optioneel

1 granaatappel, geschild en ontpit

4 el. balsamico azijn

Methode

Doe de spinazie in een slakom. Garneer met rode ui, walnoten, feta en spruitjes. Strooi de granaatappelpitjes erover en besprenkel met de vinaigrette.

Genieten!

Spinaziesalade Met Peper Jelly Dressing

Ingrediënten:

3 el. Fijne pepergelei

2 eetlepels. Olijfolie

1/8 theelepel. zout

2 kopjes babyspinazieblaadjes

2 ons Gesneden geitenkaas

1/8 theelepel. Dijon mosterd

Methode

Combineer alle ingrediënten in een kom en meng goed. Serveer onmiddellijk.

Genieten!

Super makkelijke salade van spinazie en rode peper

Ingrediënten:

kopje olijfolie

6 oz Babyspinaziepakket

½ kopje kaas - geraspte Parmezaanse kaas

kopje rijstazijn

1 fijngehakte rode peper

Methode

Combineer alle ingrediënten in een kom en meng goed. Serveer onmiddellijk.

Genieten!

Salade van spinazie, watermeloen en munt

Ingrediënten:

1 eetlepel. Maanzaad

¼ kopje witte suiker 10 oz Zak baby-spinazieblaadjes

1 kopje appelazijn

kopje worcestershiresaus

½ kopje plantaardige olie

1 eetlepel. Sesam zaden

2 kopjes in blokjes gesneden watermeloen met zaden

1 kopje fijngehakte muntblaadjes

1 kleine rode ui dun gesneden

1 kopje gehakte geroosterde pecannoten

Methode

Combineer alle ingrediënten in een kom en meng goed. Serveer onmiddellijk.

Genieten!

Mooie granaatappelsalade

Ingrediënten:

10oz blik uitgelekte mandarijnen

10 ons babyspinazieblaadjes

10 ons raketbladeren

1 Granaatappel geschild en zaden gescheiden

½ rode ui dun gesneden

Methode

Combineer alle ingrediënten in een kom en meng goed. Serveer onmiddellijk.

Genieten!

Krokante salade van appel en amandel

Ingrediënten:

10oz gemengd saladepakket

½ kopje geschaafde amandelen

½ kopje verkruimelde fetakaas

1 kop gehakte appeltaart met klokhuis

¼ kopje gesneden rode ui

kopje gouden rozijnen

1 kopje frambozenvinaigrette saladedressing

Methode

Combineer alle ingrediënten in een kom en meng goed. Serveer onmiddellijk.

Genieten!

Mandarijn, Gorgonzola en Almond Delight

Ingrediënten:

½ kopje geblancheerde amandelschilfers, droog geroosterd

1 kopje Gorgonzola

2 eetlepels. rode wijnazijn

11 oz mandarijnen, sap gereserveerd

2 eetlepels. Plantaardige olie

12 oz gemengde salade

Methode

Combineer alle ingrediënten in een kom en meng goed. Serveer onmiddellijk.

Genieten!

Romeinse salade en gesauteerde sinaasappels

Ingrediënten:

½ kopje sinaasappelsap

1 grote krop snijsla - gescheurd, gewassen en gedroogd

3 blikken mandarijnen

½ kopje geschaafde amandelen

3 el. Olijfolie

2 eetlepels. rode wijnazijn

½ theelepel. Grond zwarte peper

theelepel. zout

Methode

Combineer alle ingrediënten in een kom en meng goed. Serveer onmiddellijk.

Genieten!

Verslavende salade

Ingrediënten:

1 kopje mayonaise

½ kopje geraspte kwark

½ kopje geraspte wortel

¼ kopje verse kaas - geraspte Parmezaanse kaas

2 eetlepels. witte suiker

Pakje van 10 oz lentesla mix

½ kopje Kleine bloemkoolroosjes Klein

½ kopje spekjes

Methode

In een kleine kom worden 1/4 kop Parmezaanse kaas, suiker en mayonaise gecombineerd tot ze goed gemengd zijn. Dek af en zet een nacht in de koelkast. Combineer de sla, spekjes, 1/2 kopje wortel, Parmezaanse kaas, bloemkool in een grote serveerschaal. Meng vlak voor het opdienen met gekoelde dressing.

Genieten!

Boerenkoolsalade met granaatappel, zonnebloempitten en amandelschilfers

Ingrediënten:

½ pond kool

1 1/2 kopjes granaatappelpitjes

5 el. Balsamico azijn

3 el. extra vergine olijfolie

2 eetlepels. Zonnebloemzaden

1/3 kop geschaafde amandelen

5 el. Rijstazijn met chilismaak

Zout naar smaak

Methode

Was en schud overtollig water van de kool af. Snijd de bladeren tot ze fijn zijn, maar nog een beetje lommerrijk. Gesneden amandelen, geraspte kool, granaatappelpitten en zonnebloempitten worden gemengd in een grote kom; gooi om te combineren. Verwijder de ribben en middenstengels. Het mengsel van olijfolie, rijstazijn en balsamicoazijn wordt over het koolmengsel gemotregend en gemengd. Het wordt op smaak gebracht met zout om te serveren.

Genieten!

Granaatappel Feta Salade Met Dijon Citroen Vinaigrette

Ingrediënten:

10oz Gemengde Groentenpakket voor Kinderen

8 oz pakket verkruimelde fetakaas

1 citroen geraspt en geperst

1 theelepel. Dijon mosterd

1 Granaatappel geschild en zaden gescheiden

3 el. rode wijnazijn

3 el. Extra vergine olijfolie

Zout en peper naar smaak

Methode

De sla, fetakaas en granaatappelpitjes worden in een grote kom gedaan. Vervolgens worden het citroensap en de schil, azijn, mosterd, zout, olijfolie en peper samengeklopt in een aparte grote kom. Het mengsel wordt over de salade gegoten en geroerd om te coaten. Serveer nu meteen om te graven.

Genieten!

Rucola, venkel en sinaasappel

Ingrediënten:

½ theelepel. Grond zwarte peper

kopje olijfolie

1 bos rucola

1 eetlepel. Honing

1 eetlepel. Citroensap

½ theelepel. zout

2 Gepelde en gesegmenteerde sinaasappel

1 venkelknol in dunne plakjes gesneden

2 eetlepels. Gesneden zwarte olijven

Methode

Combineer alle ingrediënten in een grote kom en meng goed. Serveer onmiddellijk. Genieten!

Avocado Watermeloen Spinazie Salade

Ingrediënten:

2 grote avocado's geschild, ontpit en in blokjes gesneden

4 kopjes in blokjes gesneden watermeloen

4 kopjes spinazieblaadjes

1 kopje vinaigrette Balsamico saladedressing

Methode

Combineer alle ingrediënten in een grote kom en meng goed. Serveer koud.

Genieten!

Salade van avocado, boerenkool en quinoa

ingrediënten

2/3 kopje quinoa

1 bosje boerenkool in hapklare stukjes gesneden

½ Avocado, geschild en in blokjes gesneden

1/3 kopje rode paprika, gehakt

½ kopje komkommer, in blokjes

2 eetlepels. Rode ui, fijngehakt

1 1/3 kopjes water

1 eetlepel. Verkruimelde feta

Voor de smaakmaker

¼ kopje olijfolie2 eetl. Citroensap

1 ½ eetl. Dijon mosterd

theelepel. Zeezout

theelepel. Zwarte peper, versgemalen

Methode

Doe de quinoa en het water in een pan. Breng het aan de kook. Zet het vuur lager en kook 15 tot 20 minuten. Houd het opzij. Stoom de kool met een stomer gedurende 45 seconden. Klop alle ingrediënten voor de dressing door elkaar in een kom. Meng de boerenkool, quinoa, avocado en de rest van de ingrediënten door elkaar en meng met de saladedressing.

Genieten!

Courgettesalade Met Speciale Dressing

ingrediënten

6 kleine courgettes, in dunne plakjes

½ kopje groene paprika, gehakt

½ kopje ui, in blokjes gesneden

½ kopje bleekselderij, in blokjes

1 pot Pimientos, uitgelekt en in blokjes gesneden

2/3 kopje azijn

3 el. witte wijn azijn

1/3 kop Plantaardige olie

½ kopje suiker

½ theelepel. Peper

½ theelepel. zout

Methode

Meng alle groenten in een middelgrote kom en zet opzij. Meng alle andere ingrediënten in een pot met een luchtdicht deksel. Schud het mengsel krachtig en giet het over de groenten. Fruit de groenten zachtjes aan. Bedek en koel 's nachts of minstens 8 uur. Koud geserveerd.

Genieten!

Groente- en speksalade

ingrediënten

3 kopjes gehakte broccoli

3 kopjes gehakte bloemkool

3 kopjes gehakte selderij

6 plakjes spek

1 1/2 kopjes mayonaise

kopje parmezaan

1 pak diepvrieserwten, ontdooid

1 kopje gezoete gedroogde veenbessen

1 kopje Spaanse pinda's

2 eetlepels. geraspte ui

1 eetlepel. witte wijn azijn

1 theelepel. zout

¼ kopje witte suiker

Methode

Bak de pancetta in een grote, diepe koekenpan tot hij mooi bruin is. Leg het op het bord en verkruimel het. Meng in een grote kom de broccoli, bloemkool, erwten, veenbessen en selderij. Meng in een andere kom de kaas, mayonaise, ui, suiker, azijn en zout. Giet het mengsel over de groenten. Gooi de walnoten, het spek erbij en bak het goed bruin. Serveer direct of koud.

Genieten!

Krokante Komkommersalade

ingrediënten

2 liter Kleine komkommers, in plakjes gesneden met de schil erop

2 uien, dun gesneden

1 kopje azijn

1 ¼ kopjes suiker

1 eetlepel. zout

Methode

Meng ui, komkommer en zout in een kom en laat 3 uur weken. Neem een steelpan en voeg de azijn toe en laat het opwarmen. Voeg de suiker toe en roer continu tot de suiker is opgelost. Haal de komkommer uit het geweekte mengsel en giet het overtollige vocht af. Voeg de komkommer toe aan het azijnmengsel en roer. Doe het mengsel in plastic diepvrieszakjes of bakjes. Vries het in. Ontdooien en koud serveren.

Genieten!

Kleurrijke salade van groenten en kaas

ingrediënten

1/3 kopje rode of groene paprika, in blokjes gesneden

1 kopje bleekselderij, in blokjes

1 pak diepvrieserwten

3 zoete augurken, fijngehakt

6 Sla

2/3 kop mayonaise ¾ kop cheddarkaas, in blokjes

Peper, versgemalen

Zout naar smaak

Methode

Neem een grote kom. Meng de mayonaise, peper en zout. Voeg rode of groene paprika, augurken, selderij en erwten toe aan het mengsel. Meng alle ingrediënten goed. Voeg de kaas toe aan het mengsel. Koel gedurende 1 uur. Leg de slablaadjes op het saladebord en stapel het mengsel op de blaadjes.

Genieten!

Romige Komkommersalade

ingrediënten

9 kopjes komkommers, geschild en in dunne plakjes gesneden

8 groene uien, fijngehakt

theelepel. Ui zout

theelepel. Gekruid knoflookzout

½ kopje yoghurt

½ kopje magere mayonaise

theelepel. Peper

2 druppels chilisaus

¼ kopje verdampte melk

¼ kopje ciderazijn

kopje suiker

Methode

Neem een grote kom. Doe de komkommer, groene uien, uienzout, knoflookzout en yoghurt in een kom en meng goed. Combineer de mayonaise, peper, pepersaus, melk, azijn, suiker en vorm een homogeen mengsel. Verdeel de dressing over het komkommermengsel. Meng goed zodat alle groenten bedekt zijn met de dressing. Zet de salade 4 uur in de koelkast. Serveer het koud.

Genieten!

Spek En Broccoli Salade

ingrediënten

1 kop broccoli, in hapklare stukjes gesneden

10 plakjes Spek

¼ kopje rode ui, fijngehakt

½ kopje rozijnen

3 el. witte wijn azijn

1 kopje mayonaise

1 kopje zonnebloempitten

2 eetlepels. witte suiker

Methode

Neem een grote koekenpan. Kook de pancetta tot hij gelijkmatig goudbruin is. Verkruimel en houd opzij. Doe de broccoli, rozijnen en ui in een kom en meng het mengsel. Neem een kleine kom en klop de mayonaise, azijn en suiker door elkaar. Breng het over naar het broccolimengsel en meng. Zet twee uur in de koelkast. Voeg voor het serveren het spek en de zonnebloempitten toe.

Genieten!

Groentesalade en Maïsbrood

ingrediënten

1 kopje maisbrood, grof verkruimeld

1 blik hele mais, uitgelekt

½ kopje ui, fijngehakt

½ kopje komkommer, gehakt

½ kopje broccoli, gehakt

½ kopje groene peper en zoete rode peper, fijngehakt

½ kopje gezaaide tomaat, gehakt

½ kopje peperkorrels

Ranch Saladedressing

Zout en peper naar smaak

Sla blaadjes

Methode

Neem een grote kom. Voeg de maisbrood en groenten toe. Gooi het mengsel. Sprenkel de saladedressing over het mengsel. Voeg naar eigen smaak zout en peper toe. Gooi het nog een keer. Dek het mengsel af en zet het minimaal 4 uur in de koelkast. Leg de salade op de slablaadjes en serveer.

Genieten!

Salade van bonen en groenten

ingrediënten

2 blikken hele mais, uitgelekt

1 blik zwarte bonen, afgespoeld en uitgelekt

8 groene uien, fijngehakt

2 jalapeno pepers, ontpit en fijngehakt

1 groene paprika, dun gesneden

1 avocado, geschild en in blokjes gesneden

1 pot paprika pi

3 tomaten, in plakjes

1/2 kopje Italiaanse saladedressing

1/2 theelepel. gekruid knoflookzout

1 kopje gehakte koriander

1 limoen, geperst

Methode

Meng de zwarte bonen en maïs in een grote kom. Voeg de groene uien, paprika, jalapeno pepers, piment, avocado en tomaten toe en roer het mengsel. Voeg de koriander, limoensap en Italiaanse kruiden toe aan het mengsel. Voeg voor de smaak het knoflookzout toe. Gooi het goed. Serveer het koud.

Genieten!

Salade van Maïs en Olijven

ingrediënten

1 pakje bevroren mais

3 gekookte eieren

½ kopje mayonaise

1/3 kopje paprika gevulde olijven Pi

2 eetlepels. Bieslook, gehakt

½ theelepel. Chili poeder

theelepel. Komijnpoeder

1/8 theelepel. zout

Methode

Combineer de maïs, gesneden eieren en olijven in een grote kom. Meng de mayonaise en andere dressingingrediënten in een middelgrote kom. Voeg de mayonaise toe aan het maïsmengsel. Meng goed zodat alle groenten en maïs bedekt zijn met mayonaise. Dek de kom af. Zet het 2 uur in de koelkast. Serveer koud.

Genieten!

Maïs salade

ingrediënten

6 Maïs, gepeld, gewassen en uitgelekt

3 grote tomaten

1 dun gesneden ui

kopje basilicum, gehakt

2 eetlepels. witte azijn

kopje olijfolie

Zout en peper naar smaak

Methode

Kook de zaden in een pan met kokend water, giet af en zet opzij om af te koelen. Snijd de korrels van de kolf. Neem een grote slakom. Meng maïs, basilicum, ui, tomaten, azijn, zout en peper en olie. Gooi het goed. Koud geserveerd.

Genieten!

Frisse Hongaarse Salade

ingrediënten

1 pak diepvries gemengde groenten, ontdooid

1 kopje bloemkool

1/2 kopje gesneden groene uien

1/2 kopje olijven gevuld met gesneden paprika

1/4 kopje koolzaadolie

3 el. witte azijn

1/4 theelepel. Peper

1 theelepel. gekruid knoflookzout

Methode

Combineer de diepvriesgroenten, bloemkool, ui en olijven in een grote kom. Mix de olie, knoflook, zout, azijn en peper in de blender. Giet de saladedressing over het groentemengsel. Gooi het goed. Zet 2 uur in de koelkast voor het opdienen. Serveer het in een mooie schaal.

Genieten!

Perfecte mix van tomaat, komkommer en ui

ingrediënten

2 grote komkommers, gehalveerd en ontpit

1/3 kopje rode wijnazijn

1 eetlepel. witte suiker

1 theelepel. zout

3 grote tomaten in stukjes gesneden

2/3 kopje grof gesneden rode ui

Methode

Combineer alle ingrediënten en zet een nacht in de koelkast. Serveer koud.

Genieten!

Klassieke komkommersalade

ingrediënten

2 grote komkommers, geschild en in plakjes

1 grote zoete ui, in plakjes

2 theelepels. zout

¼ kopje gehakte wortel

1/3 kopje azijn

1 theelepel. gemalen gember

5 theelepels. witte suiker

theelepel. grove zwarte peper

Methode

Meng alle ingrediënten en laat de komkommer een nacht in de koelkast marineren. Serveer koud.

Genieten!

Tomatensalade Met Cherry Splash

ingrediënten

4 kopjes gehalveerde kerstomaatjes

¼ kopje plantaardige olie

3 el. appelcider azijn

1 theelepel. droog

1 theelepel. gedroogde basilicum

1 theelepel. gedroogde oregano

½ theelepel. zout

1 theelepel. witte suiker

Methode

Meng alle ingrediënten in een kom en zet opzij zodat de tomaten wat zachter kunnen worden. Meng goed en serveer direct.

Genieten!

Asperge salade

ingrediënten

1 1/2 pond asperges, geschild en in stukjes van 5 cm gesneden

1 eetlepel. Rijstazijn

1 theelepel. rode wijnazijn

1 theelepel. Sojasaus

1 theelepel. witte suiker

1 theelepel. Dijon mosterd

2 eetlepels. Pinda-olie

1 eetlepel. sesamolie

1 eetlepel. Sesam zaden

Methode

Doe de rijstazijn, sojasaus, rode wijnazijn, suiker en mosterd in een afgedekte pot en meng goed. Voeg de arachideolie en sesamolie langzaam toe, onder voortdurend roeren tot een gladde massa. Houd het opzij. Kook de asperges gaar in kokend water en giet af. Doe de asperges in een grote kom. Besprenkel ze met saladedressing. Bestrooi met sesamzaadjes en meng. Serveer onmiddellijk.

Genieten!

Salade van pasta en zwarte bonen

ingrediënten

6 ons gekookte en uitgelekte pasta met kleine schaal

1 blik erwten met zwarte ogen, afgespoeld en uitgelekt

1 kopje gesneden groene uien

¾ kopje in blokjes gesneden en geschilde komkommer

¾ kopje in blokjes gesneden tomaat

¾ kopje in blokjes gesneden groene paprika

1 kleine jalapenopeper, fijngehakt

Voor de smaakmaker:

3 el. Koolzaadolie

¼ glas rode wijnazijn

1 theelepel. Gedroogde basilicum

1 theelepel. Chilisaus

1 theelepel. Chili poeder

1 theelepel. suiker

½ theelepel. Gearomatiseerd zout

Methode

Combineer de pasta, erwten, groene ui, komkommer, tomaat, groene paprika en jalapenopeper in een kom. Meng de kruiden en breng op smaak met zout. Sprenkel de dressing over het groentemengsel. Gooi het goed. Koud geserveerd.

Genieten!

Salade van spinazie en bieten

ingrediënten

1/2 pond babyspinazie, gewassen en drooggedept

1 kop walnoten, grof gehakt

2 1/2 eetl. witte suiker

1/3 ingemaakte bieten

¼ kopje ciderazijn

½ theelepel. Knoflook poeder

1 theelepel. Kippenbouillonkorrels

4 oz Geitenkaas, geplet

½ theelepel. zwarte peper

½ theelepel. zout

¼ kopje plantaardige olie

Methode

Karamelliseer de walnoten in een pan en verwarm ze samen met een beetje suiker op hoog vuur. Verwerk de bieten met de appelciderazijn, knoflookpoeder, bouillonkorrels, zout, rest van de suiker en peper in een keukenmachine. Giet de olie erbij en mix opnieuw tot een gladde massa. Meng de walnoten en de gesuikerde spinazie en besprenkel met de dressing. Bestrooi met kaas en serveer direct.

Genieten!

Aardappelsalade Met Balsamicoazijn

ingrediënten

10 rode aardappelen, gekookt en in blokjes gesneden

1 dun gesneden ui

1 blik Artisjokharten in vieren

½ kopje rode paprika, geroosterd en vervolgens in blokjes gesneden

1 blik Zwarte olijven

½ kopje balsamicoazijn

1 theelepel. Gedroogde oregano

1 theelepel. Gedroogde basilicum

½ theelepel. Mosterdpoeder

3 theelepels. Olijfolie

2 eetlepels. Verse peterselie

Methode

Combineer alle ingrediënten samen in een kom en meng goed zodat alle ingrediënten bedekt zijn met de azijn. Zet 2-4 uur in de koelkast. Serveer koud.

Genieten!

Gemarineerde Tomatensalade

ingrediënten

3 tomaten

2 eetlepels. Gehakte ui

1 eetlepel. Verse basilicum

1 eetlepel. Verse peterselie

½ teentje knoflook

1/3 kopje olijfolie

1/4 kopje rode wijnazijn

1/4 theelepel. Peper

Zout naar smaak

Methode

Neem een mooi groot bord en leg de tomaten erop. Neem een afgedekte pot en doe de azijn, olie, basilicum, peterselie, knoflook en fijngehakte peper erin en schud krachtig, zodat alle ingrediënten goed mengen. Breng het mengsel op smaak met een snufje zout of naar eigen smaak. Giet het mengsel over de tomaten. Dek goed af en zet een nacht of minimaal 4 uur in de koelkast. Koud geserveerd.

Genieten!

Lekkere Broccolisalade

ingrediënten

1 1/2 lbs Verse broccoli, in roosjes gesneden

3 teentjes knoflook

2 eetlepels. Citroensap

2 eetlepels. Rijstazijn

½ theelepel. Dijon mosterd

Chilivlokken naar smaak

1/3 kopje olijfolie

Zout en versgemalen zwarte peper naar smaak

Methode

Doe wat water in een pan en voeg wat zout toe. Breng aan de kook en voeg de roosjes toe. Kook ongeveer 5 minuten en giet af. Voeg in een kleine kom de knoflook, azijn, citroensap, mosterd, olie en rode pepervlokken toe en klop krachtig. Kruid met peper en zout. Giet het over de broccoli en meng goed. Bewaar het 10 minuten op kamertemperatuur en vervolgens 1 uur in de koelkast. Serveer het koud.

Genieten!

Italiaanse Maissalade Met Italiaanse Dressing

ingrediënten

1 blikje hele mais

1 kopje verse tomaat, fijngehakt

1 kopje komkommer, geschild en in stukjes gesneden

½ kopje gehakte selderij

½ kopje groene of zoete rode paprika

2 groene uien

½ kopje Italiaanse saladedressing

Methode

Doe de mais in een kom en voeg de groenten één voor één toe. Gooi het goed. Giet de gebottelde Italiaanse saladedressing en meng opnieuw. Dek af en zet enkele uren in de koelkast. Serveer koud.

Genieten!

Salade van asperges en peper

ingrediënten

1 ½ Verse asperges, verwijder de uiteinden en snijd ze in kleine stukjes

2 gele paprika's, ontpit en in plakjes

¼ kopje gesneden amandelen, geroosterd

1 rode ui

3 el. Dijonmosterd ¼ kopje Olijfolie ½ kopje Parmezaanse kaas 3 teentjes Gehakte knoflook

2 theelepels. Limoensap 2 tl Suiker1 tl. hete saus Mix van saladedressings naar smaak

Methode

Neem een bakplaat en leg de asperges en paprika's in een enkele laag. Sprenkel olijfolie over de groenten. Stel 400 graden F of 200 graden C in en verwarm de oven voor. Zet de pan erop en braad het 8-10 minuten. Draai de groenten af en toe om. Koel af en doe de groenten in een grote kom. Voeg de kaas, de ui, de geroosterde amandelen toe. Klop de rest van de olijfolie, mosterdpoeder, suiker, hete saus, limoensap en saladedressing erdoor. Strooi over de greens en meng. Serveer onmiddellijk.

Genieten!

Salade van tomaat en basilicum

ingrediënten

3 kopjes gekookte rijst

1 Komkommer, ontpit en in blokjes gesneden

1 rode ui

2 tomaten

2 eetlepels. Olijfolie

2 eetlepels. appelcider azijn

1 theelepel. Verse basilicum

theelepel. Peper

½ theelepel. zout

Methode

Neem een grote kom en doe de rijst, komkommer, ui, tomaten en meng ze door elkaar. Meng in een afgedekte pot de olijfolie, appelciderazijn, basilicum en meng krachtig. Voeg zout en peper naar smaak toe. Strooi het rijstmengsel erover en meng goed. Zet enkele uren in de koelkast voor het opdienen.

Genieten!

Kleurrijke tuinsalade

ingrediënten

5 el. rode wijnazijn

3 el. Druivenpitolie

1/3 kopje gehakte verse koriander

2 limoenen

1 theelepel. Witte suiker 2 teentjes Gehakte knoflook

1 pakje bevroren gepelde groene sojabonen

1 blikje zwarte bonen

3 kopjes bevroren maïskorrels

1 liter cherrytomaatjes in vieren gedeeld

4 groene uien in dunne plakjes

theelepel. zout

Methode

Klop de azijn, olie, limoensap, koriander, knoflook, suiker en zout in een afgedekte pot of grote kom tot een glad mengsel. Houd het opzij. Kook de sojabonen tot ze heel mals zijn. Kook de mais 1 minuut. Giet de sojabonen en maïs uit het water en doe ze in een grote kom. Voeg de kruiden toe. Gooi het voorzichtig. Voeg de tomaten, de ui toe aan het mengsel en meng. Bedek het mengsel. Koel 2 tot 4 uur. Serveer koud.

Genieten!

Champignon Salade

ingrediënten

1 pond verse champignons

1 ui, fijn gesneden en gescheiden in ringen

In blokjes gesneden zoete rode peper, een handvol

2/3 kopje dragonazijn

½ kopje koolzaadolie

1 eetlepel. suiker

1 fijngehakt teentje knoflook

Een scheutje chilisaus

1 1/2 theelepel. zout

2 eetlepels. waterval

Methode

Voeg alle groenten en andere ingrediënten toe aan een grote kom, behalve de rode pepers, champignons en ui. Meng ze goed. Voeg de champignons en ui toe aan het mengsel en meng voorzichtig tot alle ingrediënten goed gemengd zijn. Dek de kom af en zet hem een nacht of 8 uur in de koelkast. Strooi voor het serveren rode peper over de salade.

Genieten!

Quinoa, munt en tomatensalade

ingrediënten

1 ¼ kopje quinoa 1/3 kopje rozijnen 2 tomaten 1 fijngehakte ui

10 radijzen ½ komkommer, 1/2, in blokjes

2 eetlepels. Licht geroosterde amandelschilfers

kopje gehakte verse munt

2 eetlepels. Fijngehakte verse peterselie

1 theelepel. Kopje gemalen komijn Limoensap 2 el. Sesamolie2 ½ kopjes water Zout naar smaak

Methode

Neem een pan en voeg het water en een snufje zout toe. Breng aan de kook en voeg de quinoa en rozijnen toe. Dek af en laat 12-15 minuten sudderen. Haal het van het vuur en laat het afkoelen. Giet de quinoa af en doe het in een kom. Combineer ui, radijs, komkommer, amandelen en tomaten in een middelgrote kom. Gooi het voorzichtig. Combineer de quinoa. Breng het op smaak met specerijen, olie en aromatische kruiden. Zout naar smaak toevoegen. Zet 2 uur in de koelkast. Serveer koud.

Genieten!

Zuurkool Salade Recept

ingrediënten

1 blik Zuurkool gewassen en goed uitgelekt

1 kopje geraspte wortelen

1 kopje fijngehakte groene paprika

1 pot Pimientos in blokjes gesneden en uitgelekt

1 kopje fijngehakte selderij

1 kop fijngehakte ui

kopje suiker

½ kopje koolzaadolie

Methode

Combineer alle ingrediënten in een grote kom en meng goed. Dek de kom af met een deksel en zet hem een nacht of maximaal 8 uur in de koelkast. Serveer koud.

Genieten!

Snelle komkommersalade

ingrediënten

4 tomaten, in 8 partjes gesneden

2 grote komkommers, goed geschild en in dunne plakjes gesneden

¼ kopje gehakte verse koriander

1 grote rode ui, fijngesneden

1 verse limoen, geperst

Zout naar smaak

Methode

Doe de gesneden komkommers, tomaten, rode ui en koriander in een grote kom en meng goed. Voeg het limoensap toe aan het mengsel en meng voorzichtig zodat alle groenten bedekt zijn met het limoensap. Breng het mengsel op smaak met zout. Serveer onmiddellijk of kan na koeling worden geserveerd.

Genieten!

Tomatenschijfjes met een romige saus

ingrediënten

1 kopje mayonaise

½ kopje Halve en halve room

6 Tomaten, in plakjes

1 rode ui dun gesneden in ringen

theelepel. Gedroogde basilicum

Een paar blaadjes sla

Methode

Combineer de mayonaise en half room en half en klop goed. Voeg de helft van de basilicum toe. Dek het mengsel af en zet in de koelkast. Neem een bord en bekleed het met slablaadjes. Schik de plakjes tomaat en uienringen. Sprenkel de koude dressing over de salade. Strooi er dan de rest van de basilicum over. Serveer onmiddellijk.

Genieten!

Bordje bietensalade

ingrediënten

4 bosjes verse bieten, steeltjes verwijderd

2 stronkjes witlof

2 eetlepels. Olijfolie

Mix van 1 pond lentesla

1 eetlepel. Citroensap

2 eetlepels. witte wijn azijn

1 eetlepel. Honing

2 eetlepels. Dijon mosterd

1 theelepel. Gedroogde tijm

½ kopje plantaardige olie

1 kopje verkruimelde fetakaas

Zout en peper naar smaak

Methode

Smeer de bieten licht in met plantaardige olie. Rooster ongeveer 45 minuten in een voorverwarmde oven, op 230 graden of 230 graden. Schil de rode biet en snij in blokjes. Combineer het citroensap, de mosterd, honing, azijn en tijm in een blender en mix. Voeg geleidelijk de olijfolie toe terwijl de blender draait. Voeg zout en peper naar smaak toe. Doe de sla in een slakom, voldoende dressing en meng goed. Schik de andijvie op een bord. Stapel de groene salade op elkaar. Garneer met blokjes rode biet en fetakaas.

Genieten!

Salade van kip en spinazie

ingrediënten

5 kopjes gekookte en in blokjes gesneden kip

2 kopjes groene druiven, gehalveerd

1 kopje rode erwten

2 kopjes verpakte geraspte spinazie

2 1/2 kopjes dun gesneden bleekselderij

7 0z. Gekookte spiraal- of elleboogmacaroni

1 pot Gemarineerde artisjokharten

½ komkommer

3 groene uien gesneden met toppen

Grote spinazieblaadjes, optioneel

Sinaasappelschijfjes, optioneel

Voor de smaakmaker:

½ kopje koolzaadolie

kopje suiker

2 eetlepels. witte wijn azijn

1 theelepel. zout

½ theelepel. Gedroogde gemalen ui

1 theelepel. Citroensap

2 eetlepels. Gehakte verse peterselie

Methode

Doe de kip, doperwten, spinazie, druiven, bleekselderij, artisjokhart, komkommer, lente-ui en gekookte pasta in een grote kom en roer door elkaar. Dek het af en zet het een paar uur in de koelkast. Meng de overige overige ingrediënten in een aparte kom en zet in een afgedekte bak in de koelkast. Maak de dressing vlak voor het opdienen van de salade door alle ingrediënten bij elkaar te voegen en goed te mengen. Meng de componenten en meng goed en serveer direct.

Genieten!

Duitse komkommersalade

ingrediënten

2 grote Duitse komkommers, dun gesneden

½ ui gesneden

1 theelepel. zout

½ kopje zure room

2 eetlepels. witte suiker

2 eetlepels. witte azijn

1 theelepel. Gedroogde dille

1 theelepel. Gedroogde peterselie

1 theelepel. Paprika methode

Schik de komkommers en uienringen op een bord. Kruid de groenten met zout en zet ze minimaal 30 minuten opzij. Pers overtollig sap uit komkommers na het marineren. Meng de zure room, azijn, dille, peterselie en suiker in een kom met de azijn, dille en peterselie. Smeer de plakjes komkommer en ui in deze dressing. Zet een nacht of minstens 8 uur in de koelkast. Strooi vlak voor het serveren de paprika over de salade.

Genieten!

Kleurrijke citrussalade met unieke dressing

ingrediënten

1 blikje mandarijnen ¼ kopje Fijngehakte verse peterselie

Bladsla, optioneel

½ Grapefruit geschild en ontleed

½ kleine komkommer

1 kleine gesneden tomaat

½ kleine rode ui

½ theelepel. bruine suiker

3 el. Franse of Italiaanse saladedressing

1 theelepel. Citroensap

1 snufje gedroogde dragon

1 theelepel. Gedroogde basilicum

theelepel. Peper

Methode

Doe de sinaasappels in een kleine kom nadat je het sap hebt afgetapt en houd apart. Boek het sap. Neem een kleine kom en voeg de peterselie, basilicum, dragon, slasaus, citroensap, sinaasappelsap, bruine suiker en peper toe. Klop het mengsel glad. Leg de slablaadjes op een bord. Schik de vruchten één voor één. Giet de dressing over het fruit en serveer.

Genieten!

Salade van aardappel, wortel en rode biet

ingrediënten

2 Bieten, gekookt en in plakjes

4 Kleine aardappelen, gekookt en in blokjes gesneden

2 kleine wortels, gekookt en in plakjes

3 groene uien, gehakt

3 kleine augurken met dille, in blokjes

¼ kopje plantaardige olie

2 eetlepels. champagne azijn

Zout naar smaak

Methode

Combineer alle ingrediënten en meng goed om de smaken te mengen. Zet een paar uur in de koelkast en dien heel koud op.

Genieten!

Salade van spinazie en bramen

ingrediënten

3 kopjes babyspinazie, gewassen en ontdaan van water

1 pint verse bramen

1 liter cherrytomaatjes

1 gesneden groene ui

¼ kopje fijngehakte walnoten

6 ons verkruimelde fetakaas

½ kopje eetbare bloemen

Spekdressing of balsamicoazijn naar keuze

Methode

Meng de spinazie, bramen, kerstomaatjes, bosui, walnoten door ze door elkaar te mengen. Voeg de kaas toe en roer opnieuw. Deze salade smaakt goed; met of zonder saladedressing. Wil je een dressing toevoegen, gebruik dan de speksaus of ruim voldoende balsamicoazijn naar keuze. Garneer voor het serveren met eetbare bloemen naar keuze.

Genieten!

Groentesalade Met Zwitserse Kaas

ingrediënten

1 kopje groene uien, in plakjes

1 kopje bleekselderij, in plakjes

1 kopje groene paprika

1 kopje paprika gevulde olijven

6 kopjes geraspte sla

1/3 kop Plantaardige olie

2 kopjes geraspte Zwitserse kaas

2 eetlepels. rode wijnazijn

1 eetlepel. Dijon mosterd

Zout en peper naar smaak

Methode

Combineer de olijven, uien, selderij en groene paprika in een slakom en meng goed. Meng de olie, mosterd en azijn in een kleine kom. Breng de dressing op smaak met zout en peper. Sprenkel de dressing over de groenten. Zet een nacht of enkele uren in de koelkast. Bekleed het bord voor het serveren met slablaadjes. Meng de kaas met de groenten. Leg de salade op de sla. Compleet met geraspte kaas. Serveer onmiddellijk.

Genieten!

Lekkere Wortelsalade

ingrediënten

2 lbs Wortelen, geschild en in dunne diagonale plakjes gesneden

½ kopje geschaafde amandelen

1/3 kopje gedroogde veenbessen

2 kopjes rucola

2 fijngehakte teentjes knoflook

1 pakje Deense blauwe kaas verkruimeld

1 eetlepel. appelcider azijn

¼ kopje extra vergine olijfolie

1 theelepel. Honing

1-2 snufjes versgemalen zwarte peper

Zout naar smaak

Methode

Combineer de wortels, knoflook en amandelen in een kom. Voeg een beetje olijfolie toe en meng goed. Voeg zout en peper naar smaak toe. Breng het mengsel over naar een bakplaat en bak in een voorverwarmde oven gedurende 30 minuten op 400 graden F of 200 graden C. Haal uit de oven wanneer de rand bruin wordt en laat ze afkoelen. Doe het wortelmengsel in een kom. Voeg de honing, azijn, veenbessen en kaas toe en meng goed. Roer de rucola erdoor en serveer direct.

Genieten!

Gemarineerde Groentesalade

ingrediënten

1 blik kleine erwtjes, uitgelekt

1 blik sperziebonen, uitgelekt

1 blikje Witte mais of schoenclips, uitgelekt

1 middelgrote ui, dun gesneden

¾ kopje fijngehakte selderij

2 eetlepels. Gehakte Spaanse peper

½ glas witte wijnazijn

½ kopje plantaardige olie

kopje suiker

½ theelepel. Peper ½ theel. zout

Methode

Neem een grote kom en meng erwten, mais en bonen door elkaar. Voeg de bleekselderij, ui en rode peper toe en meng het mengsel goed. Neem een kookpan. Doe alle andere ingrediënten erbij en laat sudderen. Roer continu tot de suiker is opgelost. Giet de saus over het groentemengsel. Bedek de kom met een deksel en zet een nacht in de koelkast. Je kunt het meerdere dagen in de koelkast bewaren. Serveer koud.

Genieten!

Geroosterde gekleurde veldsla

ingrediënten

8 Verse mais in schillen1 Rode peper, in blokjes

1 groene paprika, in blokjes

1 rode ui, gesnipperd

1 kopje gehakte verse koriander

½ kopje olijfolie

4 teentjes knoflook, geperst en vervolgens fijngehakt

3 limoenen

1 theelepel. witte suiker

Zout en peper naar smaak

1 eetlepel. pittige saus

Methode

Neem een grote pan en doe de mais erin. Giet er water bij en laat de maïs 15 minuten weken. Verwijder de zijde van de maiskolven en zet opzij. Neem een grill en verwarm deze voor op hoge temperatuur. Leg de maïs op de grill en bak 20 minuten. Draai ze af en toe om. Laat afkoelen en gooi de schillen weg. Neem een blender en giet de olijfolie, limoensap, hete saus erin en meng. Voeg de koriander, knoflook, suiker, zout en peper toe. Mix tot een glad mengsel. Strooi de maïs. Serveer onmiddellijk.

Genieten!

Romige Komkommer

ingrediënten

3 komkommers, geschild en in dunne plakjes gesneden

1 ui, in plakjes

2 kopjes water

¾ kopje zware slagroom

¼ kopje ciderazijn

Gehakte verse peterselie, optioneel

kopje suiker

½ theelepel. zout

Methode

Voeg het water toe en zout de komkommer en uien, laat minimaal 1 uur weken. Giet het overtollige water af. Klop de room en azijn in een kom tot een gladde massa. Voeg de ingemaakte komkommers en ui toe. Meng goed om gelijkmatig te coaten. Zet een paar uur in de koelkast. Bestrooi voor het serveren met peterselie.

Genieten!

Salade van gemarineerde champignons en tomaten

ingrediënten

12 oz Cherrytomaatjes, gehalveerd

1 pak verse champignons

2 groene uien gesneden

kopje balsamicoazijn

1/3 kop Plantaardige olie

1 1/2 theelepel. witte suiker

½ theelepel. Grond zwarte peper

½ theelepel. zout

½ kopje gehakte verse basilicum

Methode

Klop in een kom de balsamicoazijn, olie, peper, zout en suiker glad. Neem een andere grote kom en meng de tomaten, uien, champignons en basilicum door elkaar. Werp goed. Voeg de dressing toe en bestrijk de groenten gelijkmatig. Dek de kom af en zet 3-5 uur in de koelkast. Serveer koud.

Genieten!

Bonen salade

ingrediënten

1 blik pintobonen, gewassen en uitgelekt

1 blik kikkererwten of kikkererwten, gewassen en uitgelekt

1 blik sperziebonen

1 blik Wasbonen, uitgelekt

¼ kopje Julienne groene paprika

8 groene uien, in plakjes

½ kopje ciderazijn

kopje koolzaadolie

kopje suiker

½ theelepel. zout

Methode

Doe de bonen samen in een grote kom. Voeg de groene paprika en uien toe aan de bonen. Klop in een afgedekte pot de ciderazijn, suiker, olie en zout tot een gladde saus. Laat de suiker volledig oplossen in de dressing. Giet over het bonenmengsel en meng goed. Dek het mengsel af en zet het een nacht in de koelkast.

Genieten!

Bietensalade Met Knoflook

ingrediënten

6 Bieten, gekookt, geschild en in plakjes

3 el. Olijfolie

2 eetlepels. rode wijnazijn

2 teentjes knoflook

Zout naar smaak

Groene ui plakjes, een paar voor garnering

Methode

Combineer alle ingrediënten in een kom en meng goed. Serveer onmiddellijk.

Genieten!

Gemarineerde Maïs

ingrediënten

1 kopje bevroren maïs

2 groene uien, in dunne plakjes gesneden

1 eetlepel. Gehakte groene paprika

1 blaadje sla, optioneel

¼ kopje mayonaise

2 eetlepels. Citroensap

theelepel. Gemalen mosterd

theelepel. suiker

1-2 snufjes versgemalen peper

Methode

Meng de mayonaise met het citroensap, mosterdpoeder en suiker in een grote kom. Klop het goed tot een gladde massa. Voeg maïs, groene paprika, uien toe aan mayonaise. Breng het mengsel op smaak met zout en peper. Dek af en zet een nacht of minstens 4-5 uur in de koelkast. Leg voor het serveren sla op het bord en leg de salade erop.

Genieten!

Erwten salade

ingrediënten

8 plakjes Bacon

1 pak diepvrieserwten, ontdooid en uitgelekt

½ kopje gehakte selderij

½ kopje gehakte groene uien

2/3 kop zure room

1 kopje gehakte cashewnoten

Zout en peper naar smaak

Methode

Leg het spek in een grote koekenpan en kook op middelhoog tot middelhoog vuur tot beide kanten bruin zijn. Giet de extra olie af met keukenpapier en verkruimel het spek. Houd het opzij. Meng bleekselderij, erwten, sjalotten en zure room samen in een middelgrote kom. Meng goed met een zachte hand. Voeg vlak voor het serveren de cashewnoten en bacon toe aan de salade. Serveer onmiddellijk.

Genieten!

Raap salade

ingrediënten

¼ kopje zoete rode paprika, gehakt

4 kopjes geraspte gepelde rapen

¼ kopje groene uien

¼ kopje mayonaise

1 eetlepel. Azijn

2 eetlepels. suiker

theelepel. Peper

theelepel. zout

Methode

Pak een kom. Meng chili, uien en meng. Neem een andere kom om de dressing te maken. Meng mayonaise, azijn, suiker, zout en peper en meng goed. Giet het mengsel over de groenten en meng goed. Doe de rapen in een kom, voeg dit mengsel toe aan de rapen en meng goed. Zet de groente een nacht of enkele uren in de koelkast. Meer marinade zal meer smaak bevatten. Serveer koud.

Genieten!

Appel Avocado Salade

ingrediënten

1 pakje babygroenten

¼ kopje rode uien, gehakt

½ kopje gehakte walnoten

1/3 kopje verkruimelde blauwe kaas

2 theelepels. Citroen schil

1 appel, geschild, klokhuis verwijderd en in plakjes

1 Avocado, geschild, ontpit en in blokjes gesneden

4 mandarijnen, geperst

½ citroen, uitgeperst

1 fijngehakt teentje knoflook

2 eetlepels. Olijfolie Zout naar smaak

Methode

Meng de greens, noten, rode uien, blauwe kaas en citroenschil in een kom. Meng het mengsel goed. Meng het mandarijnensap, de citroenschil, het citroensap, de gehakte knoflook en de olijfolie krachtig. Breng het mengsel op smaak met zout. Giet over de salade en meng. Voeg de appel en avocado toe aan de kom en meng vlak voor het serveren van de salade.

Genieten!

Salade van Maïs, Bonen en Uien

ingrediënten

1 blikje hele mais, gewassen en uitgelekt

1 blik doperwten, gewassen en uitgelekt

1 blik sperziebonen, uitgelekt

1 pot Pimientos, uitgelekt

1 kopje fijngehakte selderij

1 ui, fijngehakt

1 groene paprika, fijngehakt

1 kopje suiker

½ kopje ciderazijn

½ kopje koolzaadolie

1 theelepel. zout

½ theelepel. Peper

Methode

Neem een grote slakom en combineer de ui, groene paprika en selderij samen. Houd het opzij. Neem een pan en giet de azijn, olie, suiker, zout en peper erin en breng aan de kook. Haal van het vuur en laat het mengsel afkoelen. Strooi over de greens en meng goed om de greens gelijkmatig te bedekken. Zet enkele uren of een nacht in de koelkast. Koud geserveerd.

Genieten!

Italiaanse vegetarische salade

ingrediënten

1 blik Artisjokharten, uitgelekt en in vieren gesneden

5 kopjes snijsla, gespoeld, gedroogd en gehakt

1 Rode paprika, in reepjes gesneden

1 Wortel1 Dun gesneden rode ui

kopje zwarte olijven

kopje groene olijven

½ komkommer

2 eetlepels. Geraspte Romeinse kaas

1 theelepel. Gehakte verse tijm

½ kopje koolzaadolie

1/3 kopje dragonazijn

1 eetlepel. witte suiker

½ theelepel. Mosterdpoeder

2 fijngehakte teentjes knoflook

Methode

Pak een middelgrote container met een goed sluitend deksel. Giet de koolzaadolie, azijn, droge mosterd, suiker, tijm en knoflook erbij. Bedek de container en klop krachtig tot een glad mengsel. Doe het mengsel in een kom en leg de artisjokharten erin. Zet in de koelkast en laat een nachtje marineren. Neem een grote kom en meng de sla, wortel, rode paprika, rode ui, olijf, komkommer en kaas door elkaar. Schud voorzichtig. Voeg peper en zout toe om te kruiden. Meng met de artisjokken. Vier uur laten marineren. Serveer koud.

Genieten!

Zeevruchten Pastasalade

ingrediënten

1 pak driekleurige pasta

3 stengels bleekselderij

1 pond imitatie krabvlees

1 kopje bevroren erwten

1 kopje mayonaise

½ eetl. witte suiker

2 eetlepels. witte azijn

3 el. melk

1 theelepel. zout

theelepel. Grond zwarte peper

Methode

Breng een pan met ruim gezouten water aan de kook, voeg de pasta toe en kook gedurende 10 minuten. Voeg als de pasta kookt de erwten en het krabvlees toe. Meng in een grote kom de andere genoemde ingrediënten en zet even opzij. Combineer de erwten, krabvlees en pasta. Serveer onmiddellijk.

Genieten!

Gegrilde groentesalade

ingrediënten

1 pond vers gesneden asperges

2 courgettes, in de lengte gehalveerd en aan het eind bijgesneden

2 gele courgettes

1 grote rode ui gesneden

2 rode paprika's, gehalveerd en ontpit.

½ kopje extra vergine olijfolie

glas rode wijnazijn

1 eetlepel. Dijon mosterd

1 fijngehakt teentje knoflook

Zout en gemalen zwarte peper naar smaak

Methode

Verwarm en gril de groenten gedurende 15 minuten, haal de groenten dan van de grill en snijd ze in kleine stukjes. Voeg de andere ingrediënten toe en mix de salade zodat alle kruiden goed gemengd zijn. Serveer onmiddellijk.

Genieten!

Heerlijke zomerse maïssalade

ingrediënten

6 gepelde en geheel schoongemaakte korenaren

3 grote tomaten in stukjes gesneden

1 grote gesnipperde ui

¼ kopje gehakte verse basilicum

kopje olijfolie

2 eetlepels. witte azijn

Zout en peper

Methode

Neem een grote pan, doe er water en zout in en breng aan de kook. Kook de maïs in dat kokende water en voeg dan alle vermelde ingrediënten toe. Meng het mengsel goed en zet in de koelkast. Serveer koud.

Genieten!!

Krokante Erwtensalade Met Karamel

ingrediënten

8 plakjes spek

1 pakje diepgevroren gedroogde erwten

½ kopje gehakte selderij

½ kopje gehakte groene uien

2/3 kop zure room

1 kopje gehakte cashewnoten

Zout en peper naar eigen smaak

Methode

Bak het spek in een koekenpan op middelhoog vuur tot het bruin is. Meng de overige ingrediënten in een kom, behalve de cashewnoten. Voeg als laatste de bacon en cashewnoten toe aan het mengsel. Meng goed en serveer direct.

Genieten!

Magische zwarte bonensalade

ingrediënten

1 blik zwarte bonen, afgespoeld en uitgelekt

2 blikken gedroogde maïsmeel

8 gehakte groene uien

2 jalapeno pepers ontpit en fijngehakt

1 fijngehakte groene paprika

1 avocado geschild, ontpit en in blokjes.

1 pot paprika pi

3 tomaten ontpit en in stukjes gesneden

1 kopje gehakte verse koriander

1 uitgeperste limoen

½ kopje Italiaanse saladedressing

½ theelepel. gekruid knoflookzout

Methode

Neem een grote kom en doe daar alle ingrediënten in. Roer goed zodat ze goed mengen. Serveer onmiddellijk.

Genieten!

Zeer goede Griekse salade

ingrediënten

3 grote rijpe tomaten in stukjes gesneden

2 komkommers geschild en in stukjes gesneden

1 kleine rode ui gesnipperd

kopje olijfolie

4 theelepels. citroensap

½ theelepel. gedroogde oregano

Zout en peper naar smaak

1 kopje verkruimelde fetakaas

6 Griekse zwarte olijven, ontpit en in plakjes

Methode

Neem een middelgrote kom en meng de tomaten, komkommer en ui goed door elkaar en laat het mengsel vijf minuten staan. Besprenkel het mengsel met de olie, citroensap, oregano, zout, peper, feta en olijven. Haal uit de oven en dien onmiddellijk op.

Genieten!!

Geweldige Thaise komkommersalade

ingrediënten

3 grote geschilde komkommers die in plakjes van ¼ inch moeten worden gesneden en de zaden moeten worden verwijderd

1 eetlepel. zout

½ kopje witte suiker

½ kopje rijstwijnazijn

2 fijngehakte jalapeno pepers

¼ kop gehakte koriander

½ kopje gemalen pinda's

Methode

Combineer alle ingrediënten in een grote kom en meng goed. Breng op smaak en dien koud op.

Genieten!

Tomaten-basilicumsalade met een hoog eiwitgehalte

ingrediënten

4 grote rijpe gesneden tomaten

1 pond vers gesneden mozzarella kaas

1/3 kopje verse basilicum

3 el. extra vergine olijfolie

Fijn zeezout

Versgemalen zwarte peper

Methode

Wissel op een bord de plakjes tomaat en mozzarella af en overlappend. Besprenkel tot slot met een scheutje olijfolie, fijn zeezout en peper. Serveer gekoeld, gekruid met basilicumblaadjes.

Genieten!

Snelle salade van avocado en komkommer

ingrediënten

2 middelgrote in blokjes gesneden komkommers

2 avocadoblokjes

4 el. gehakte verse koriander

1 fijngehakt teentje knoflook

2 eetlepels. gehakte groene ui

theelepel. zout

zwarte peper

grote citroen

1 limoen

Methode

Neem de komkommers, avocado en koriander en meng ze goed. Voeg als laatste peper, citroen, limoen, ui en knoflook toe. Gooi het goed. Serveer onmiddellijk.

Genieten!

Gerstsalade Met Tomaten En Feta

ingrediënten

1 kopje rauwe orzo-pasta

kopje ontpitte groene olijven

1 kop in blokjes gesneden feta

3 el. Gehakte verse presley

1 fijngehakte rijpe tomaat

kopje vergine olijfolie

kopje citroensap

Zout en peper

Methode

Kook de gerst volgens de instructies van de fabrikant. Neem een kom en meng de gerst, olijven, peterselie, dille en tomaat goed door elkaar. Als laatste zout en peper en voeg de feta toe. Serveer onmiddellijk.

Genieten!

Engelse Salade Van Komkommer En Tomaat

ingrediënten

8 Romeinse tomaten of dadeltomaten

1 Engelse komkommer, geschild en in blokjes gesneden

1 kop Jicama, geschild en fijngehakt

1 kleine gele paprika

½ kopje rode ui, in blokjes gesneden

3 el. Citroensap

3 el. extra vergine olijfolie

1 eetlepel. Gedroogde peterselie

1-2 snufje peper

Methode

Meng de tomaten, paprika, komkommer, jicama en rode ui in een kom. Werp goed. Giet de olijfolie, het citroensap erbij en bedek het mengsel. Strooi de peterselie erover en meng. Breng het op smaak met zout en peper. Serveer direct of koud.

Genieten!

Oma's Aubergine Salade

ingrediënten

1 aubergine

4 tomaten, in blokjes

3 eieren, hardgekookt, in blokjes

1 ui, fijngehakt

½ kopje Franse saladedressing

½ theelepel. Peper

Zout, voor kruiden, optioneel

Methode

Was de aubergines en snijd ze in de lengte doormidden. Neem een bakplaat en vet deze in met olijfolie. Leg de aubergines met de snijkant naar beneden in de ingevette ovenschaal. Bak gedurende 30-40 minuten op 350 graden F. Haal eruit en laat afkoelen. Schil de aubergines. Snijd ze in kleine blokjes. Neem een grote kom en doe de aubergines erin. Voeg de ui, tomaten, ei, kruiden, peper en zout toe. Werp goed. Zet minimaal 1 uur in de koelkast en serveer.

Genieten!

Salade van wortel, bacon en broccoli

ingrediënten

2 koppen Verse broccoli, gehakt

½ pond spek

1 bosje groene uien, gehakt

½ kopje gehakte wortelen

½ kopje rozijnen, optioneel

1 kopje mayonaise

½ kopje gedestilleerde witte azijn

1-2 snufje peper

Zout naar smaak

Methode

Bak het spek in een grote, diepe koekenpan op middelhoog vuur tot het bruin is. Giet af en verkruimel. Combineer de broccoli, groene uien, wortelen en bacon in een grote kom. Voeg zout en peper toe. Cast correct. Neem een kleine container of kom en doe de mayonaise en azijn en klop. Breng de dressing over op het groentemengsel. Kruid de groenten met een delicate hand. Zet minimaal 1 uur in de koelkast en serveer.

Genieten!

Komkommer-tomatensalade met zure room

ingrediënten

3-4 Komkommers, geschild en in plakjes

2 blaadjes sla, voor decoratie, optioneel

5-7 plakjes tomaat,

1 Ui, dun gesneden in ringen

1 eetlepel. Gehakte bieslook

½ kopje zure room

2 eetlepels. witte azijn

½ theelepel. Dille zaden

theelepel. Peper

Een snufje suiker

1 theelepel. zout

Methode

Doe de plakjes komkommer in een kom en bestrooi ze met zout. Marineer 3-4 uur in de koelkast. Verwijder de komkommer en was hem. Giet al het vocht af en doe het in een grote slakom. Voeg de ui toe en houd apart. Neem een kleine kom en combineer de azijn, zure room, bieslook, dillezaadjes, peper en suiker. Klop het mengsel en giet het over het komkommermengsel. Schud voorzichtig. Schik het gerecht goed met sla en tomaat. Serveer onmiddellijk.

Genieten!

Tomaat Tortellini Salade

ingrediënten

1 pond tortellini-pasta

3 gepelde tomaten in tweeën gesneden

3 ons Harde salami, in blokjes gesneden

2/3 kopje gesneden bleekselderij

¼ kopje gesneden zwarte olijven

½ kopje rode paprika

1 eetlepel. Rode ui, in blokjes

1 eetlepel. Tomatenpuree

1 fijngehakt teentje knoflook

3 el. rode wijnazijn

3 el. Balsamico azijn

2 theelepels. Dijon mosterd

1 theelepel. Honing

1/3 kopje olijfolie

1/3 kop Plantaardige olie

¾ kopje geraspte provola

¼ kopje gehakte verse peterselie

1 theelepel. Gehakte verse rozemarijn

1 eetlepel. Citroensap

Peper en zout naar smaak

Methode

Kook de pasta volgens de aanwijzingen op de verpakking. Giet koud water en laat uitlekken. Houd het opzij. Kook de tomaten met behulp van een grill tot de schil gedeeltelijk zwart is. Verwerk nu de tomaat in de blender. Voeg de tomatenpuree, azijn, knoflook, honing en mosterd toe en meng opnieuw. Voeg geleidelijk olijfolie en plantaardige olie toe en klop tot een gladde massa. Voeg zout en peper toe. Meng de pasta met alle groenten, kruiden, salami en citroensap in een kom. Schenk de dressing erbij en meng goed. Dienen.

Genieten!

Broccoli en Bacon in Mayonaise Saus

ingrediënten

1 bos Broccoli, in roosjes gesneden

½ kleine rode ui, fijngehakt

1 kopje geraspte mozzarella

8 reepjes spek, gekookt en verkruimeld

½ kopje mayonaise

1 eetlepel. witte wijn azijn

kopje suiker

Methode

Doe de broccoli, gekookt spek, ui en kaas in een grote slakom. Meng met een zachte hand. Dek af en zet opzij. Meng de mayonaise, azijn en suiker in een kleine kom. Klop continu tot de suiker is opgelost en een glad mengsel vormt. Giet de dressing over de broccolimix en verdeel gelijkmatig. Serveer onmiddellijk.

Genieten!

Kipsalade Met Komkommercrème

ingrediënten

2 blikken Kipnuggets, ontdaan van het sap

1 kopje pitloze groene druiven, gehalveerd

½ kopje gehakte pecannoten of amandelen

½ kopje gehakte selderij

1 blikje mandarijnen, uitgelekt

¾ kopje romige komkommersaladedressing

Methode

Neem een grote diepe slakom. Breng de kip, selderij, druiven, sinaasappels en pecannoten of amandelen naar keuze over. Schud voorzichtig. Komkommersaladedressing toevoegen. Smeer het kip-groentemengsel gelijkmatig in met de romige dressing. Serveer onmiddellijk.

Genieten!

Groenten met mierikswortelsaus

ingrediënten

¾ kopje bloemkoolroosjes

kopje komkommer

¼ kopje gehakte tomaat met zaadjes

2 eetlepels. Gesneden radijzen

1 eetlepel. Gesneden groene uien

2 eetlepels. In blokjes gesneden bleekselderij

¼ kopje in blokjes gesneden Amerikaanse kaas

Voor de smaakmaker:

2 eetlepels. mayonaise

1-2 eetl. suiker

1 eetlepel. Mierikswortel klaar

1/8 theelepel. Peper

theelepel. zout

Methode

Meng de bloemkool, komkommer, tomaat, selderij, radijs, groene ui en kaas in een grote kom. Houd het opzij. Neem een kleine kom. Meng de mayonaise, suiker, mierikswortel tot de suiker oplost en een homogeen mengsel vormt. Giet de dressing over de groenten en meng goed. Zet 1-2 uur in de koelkast. Serveer koud.

Genieten!

Zoete Erwt en Pasta Salade

ingrediënten

1 kopje macaroni

2 kopjes diepvrieserwten

3 eieren

3 groene uien, gehakt

2 stengels bleekselderij, fijngesneden

¼ kopje Ranch-saladedressing

1 theelepel. witte suiker

2 theelepels. witte wijn azijn

2 zoete augurken

1 kop geraspte cheddarkaas

¼ versgemalen zwarte peper

Methode

Kook de pasta gaar in kokend water. Voeg er een snufje zout aan toe. Als je klaar bent, spoel je het af met koud water en laat je het uitlekken. Neem een pan en vul deze met koud water. Voeg de eieren toe en breng aan de kook. Haal van het vuur en dek af. Laat de eieren 10-15 minuten in warm water staan. Haal de eieren uit het warme water en laat ze afkoelen. Schil de schil en hak deze fijn. Neem een kleine kom en combineer de saladedressing, azijn en suiker. Meng goed en breng op smaak met zout en versgemalen zwarte peper. Combineer de pasta, eieren, groenten en kaas. Schenk de dressing erbij en meng. Serveer koud.

Genieten!

Gekleurde pepersalade

ingrediënten

1 Groene paprika, in juliennereepjes gesneden

1 Zoete gele paprika, in juliennereepjes gesneden

1 Zoete rode paprika, in juliennereepjes gesneden

1 paarse paprika, in julienne gesneden

1 rode ui in juliennereepjes gesneden

1/3 kopje azijn

kopje koolzaadolie

1 eetlepel. suiker

1 eetlepel. Gehakte verse basilicum

theelepel. zout

Een snufje peper

Methode

Neem een grote kom en combineer alle paprika's en meng goed. Voeg de ui toe en meng opnieuw. Neem een andere kom en voeg de andere ingrediënten toe en meng het mengsel krachtig. Giet de dressing over het paprika-uienmengsel. Meng goed om de groenten te coaten. Dek het mengsel af en zet het een nacht in de koelkast. Serveer koud.

Genieten!

Kipsalade, gedroogde tomaten en pijnboompitten met kaas

ingrediënten

1 Italiaans brood, in blokjes

8 reepjes gegrilde gegrilde kip

½ kopje pijnboompitten

1 kopje gedroogde tomaten

4 groene uien gesneden in stukjes van 1/2-inch

2 pakjes gemengde salade

3 el. extra vergine olijfolie

½ theelepel. zout

½ theelepel. Vers gemalen zwarte peper

1 theelepel. Knoflook poeder

8 ons fetakaas, verkruimeld

1 kopje balsamicovinaigrette

Methode

Meng het Italiaans brood en de olijfolie. Breng het op smaak met zout, knoflookpoeder en zout. Plaats het mengsel in een enkele laag in de ingevette 9x13-inch bakvorm. Plaats het in de voorverwarmde grill en bak tot het bruin en geroosterd is. Haal uit de oven en laat afkoelen. Leg de pijnboompitten op een bakplaat en leg ze op het onderste rooster van de grilloven en rooster ze voorzichtig. Neem heet water in een kleine kom en dompel de zongedroogde tomaten onder tot ze zacht zijn. Snijd de tomaten in plakjes. Meng alle groene groenten in een slakom; voeg de tomaten, pijnboompitten, croutons, gegrilde kip, vinaigrette en kaas toe. Werp goed. Dienen.

Genieten!

Mozzarella en tomatensalade

ingrediënten

¼ glas rode wijnazijn

1 fijngehakt teentje knoflook

2/3 kopje olijfolie Olijven

1 liter gehalveerde kerstomaatjes

1 1/2 kopjes gedeeltelijk afgeroomde mozzarellablokjes

¼ kopje gehakte ui

3 el. Gehakte verse basilicum

Peper naar smaak

½ theelepel. zout

Methode

Neem een kleine kom. Voeg de azijn, gehakte knoflook, zout en peper toe en roer tot het zout is opgelost. Voeg de olie toe en klop het mengsel glad. Voeg in een grote kom de tomaten, kaas, ui, basilicum toe en meng voorzichtig. Voeg de dressing toe en meng goed. Dek de kom af en zet hem 1 tot 2 uur in de koelkast. Roer af en toe. Serveer koud.

Genieten!

Pittige Courgette Salade

ingrediënten

1 ½ eetl. Sesam zaden

¼ kopje kippenbouillon

3 el. Miso pasta

2 eetlepels. Sojasaus

1 eetlepel. Rijstazijn

1 eetlepel. Limoensap

½ theelepel. Thaise chilisaus

2 theelepels. bruine suiker

½ kopje gehakte groene uien

¼ kop gehakte koriander

6 courgettes, julienned

2 vellen Nori in dunne plakjes gesneden

2 eetlepels. geschaafde amandelen

Methode

Doe de sesamzaadjes in een pan en zet deze op middelhoog vuur. Kook gedurende 5 minuten. Roer continu. Licht roosteren. Combineer de kippenbouillon, sojasaus, misopasta, rijstazijn, limoensap, bruine suiker, chilisaus, groene uien en koriander in een kom en meng. Meng de courgette en dressing in een grote slakom om ze gelijkmatig te kleden. Garneer de courgette met geroosterde sesamzaadjes, amandelen en nori. Serveer onmiddellijk.

Genieten!

Salade van tomaat en asperge

ingrediënten

1 pond verse asperges, in stukjes van 1 inch gesneden

4 tomaten, in partjes gesneden

3 kopjes verse champignons, in plakjes

1 Groene paprika, in juliennereepjes gesneden

¼ kopje plantaardige olie

2 eetlepels. appelcider azijn

1 fijngehakt teentje knoflook

1 theelepel. Gedroogde bijvoetbladeren

theelepel. Chilisaus

theelepel. zout

theelepel. Peper

Methode

Neem een kleine hoeveelheid water in een koekenpan en kook de asperges in ongeveer 4 tot 5 minuten krokant en zacht. Giet het af en houd het opzij. Combineer de champignons met de tomaten en groene peper in een grote slakom. Combineer de overige resterende ingrediënten in een andere kom. Meng het groentemengsel met de saus. Meng goed en dek af en zet 2 tot 3 uur in de koelkast. Dienen.

Genieten!

Komkommersalade met munt, ui en tomaat

ingrediënten

2 komkommers, in de lengte gehalveerd, ontpit en in plakjes gesneden

2/3 kopje grof gesneden rode ui

3 tomaten, ontpit en grof gehakt

½ kopje gehakte verse muntblaadjes

1/3 kopje rode wijnazijn

1 eetlepel. calorievrije gegranuleerde zoetstof

1 theelepel. zout

3 el. Olijfolie

Een snufje peper

Zout naar smaak

Methode

Combineer de komkommers, gegranuleerde zoetstof, azijn en zout in een grote kom. Laat het weken. Het moet minimaal 1 uur op kamertemperatuur worden bewaard om te marineren. Roer af en toe door het mengsel. Doe tomaten, ui, gehakte verse munt. Werp goed. Voeg de olie toe aan het komkommermengsel. Gooi om gelijkmatig te coaten. Voeg zout en peper naar smaak toe. Serveer koud.

Genieten!

Adas salatas

(Turkse linzensalade)

Ingrediënten:

2 kopjes linzen, schoongemaakt

4 kopjes water

kopje olijfolie

1 ui, in plakjes

2-3 teentjes Knoflook, in plakjes

2 theelepels. Komijnpoeder

1-2 Citroenen, alleen sap

1 bosje peterselie, in plakjes

Zout en verhoog naar smaak

2 tomaten, in partjes gesneden (optioneel)

2 eieren, hardgekookt en in partjes gesneden (optioneel)

Zwarte olijven, optioneel

¼ kopje fetamelk, optioneel, verkruimeld of in plakjes

Methode

Voeg de bonen en het water toe aan een grote pan en kook op middelhoog vuur. Zet het vuur lager, zet vast en bereid tot klaar. Niet te gaar. Giet af en was met koud water. Verhit de olijfolie in een koekenpan op middelhoog vuur. Voeg de rode ui toe en bak tot deze net glazig is. Voeg de teentjes knoflook en komijn toe en bak nog 1 tot 2 minuten. Leg de bonen in een groot bord en voeg de rode ui, tomaten en ei toe. Meng het citroensap, de peterselie, de booster en het zout. Serveer vers belegd met kaas.

Genieten!

Ajvar

Ingrediënten:

3 middelgrote aubergines, in de lengte gehalveerd

6-8 zoete rode paprika's

½ kopje olijfolie

3 el. Vers geladen schoon geladen azijn of sinaasappelsap

2-3 teentjes Knoflook, in plakjes

Zout en verhoog naar smaak

Methode

Verwarm de oven voor op 475 graden C. Leg de aubergines met de snijkant naar beneden op een goed geoliede bakplaat en bak tot de stijlen zwartgeblakerd zijn en de aubergines gaar zijn, ongeveer 20 minuten. Breng over naar een groot bord en stoom het deksel een paar minuten. Leg de paprika's op de bakplaat en bak, draaiend, tot de schil zwart is en de paprika's zacht zijn, nog ongeveer 20 minuten. Breng over naar een ander bord en stoom het deksel een paar minuten. Nadat de schoongemaakte groenten zijn afgekoeld, verwijdert u de auberginepulp in een groot bord of mixer en gooit u de rest van de delen weg. Snijd de paprika's en voeg ze toe aan de aubergines. Gebruik een aardappelstamper om de aubergine en paprika tot een gladde puree te stampen. maar toch een beetje vies. Als je een mixer gebruikt, klop dan de combinatie tot de gewenste textuur.

Genieten!

Bakdoonsiyyeh salade

Ingrediënten:

2 bosjes Italiaanse peterselie, in plakjes

Tahini-beker

¼ kopje citroensap

Zout naar smaak

waterval

Methode

Klop de tahini, scrub vers sinaasappelsap en zout in een kom tot een gladde massa. Voeg een eetl. of twee water net genoeg om een dikke dressing te maken. Breng op smaak. Voeg de gehakte peterselie toe en meng. Serveer onmiddellijk.

Genieten!

Rellen salade

Ingrediënten:

2 pond Geel, Yukon Gold selderij

½ kopje olie

¼ kopje vers geladen limoen- of sinaasappelsap schoon

2-3 amarillo-chili, optioneel

Zout en verhoog naar smaak

2 kopjes vulling

2-3 Gekookt ei, in plakjes

6-8 ontpitte zwarte olijven

Methode:

Doe de bleekselderij in een pan met ruim gezouten water. Verwarm aan de kook en kook de bleekselderij tot ze zacht en gestold is. Houd opzij. Pureer de bleekselderij door een aardappelstamper of pureer met een aardappelstamper tot een gladde massa. Roer de olie erdoor, verhoog (indien gebruikt), calciummineraal of schoon vers sinaasappelsap en zout naar smaak. Bekleed een lasagneschaal. Verdeel 50% van de bleekselderij over de bodem van het bord en strijk glad. Verdeel je favoriete vulling op dezelfde manier over de bleekselderij. Verdeel op dezelfde manier de overgebleven bleekselderij over de vulling. Plaats een offerbord ondersteboven op het causabord. Draai met beide handen plaat tegen plaat en laat de oorzaak op de plaat vallen. Garneer het gerecht decoratief met het hardgekookte ei en de olijven en eventueel een specerij.

Genieten!

Curtido-salade

Ingrediënten:

½ krop kool

1 Wortel, geschild en geraspt

1 kopje bonen

4 kopjes kokend water

3 gesneden lente-uitjes

½ kopje witte appelazijn

½ kopje water

1 boost jalapeno of serranopeper

½ theelepel. zout

Methode

Schik de groenten en bonen in een grote hittebestendige schaal. Voeg het bruiswater toe aan de schaal om de groenten en bonen te bedekken en zet opzij voor ongeveer 5 minuten. Giet af in een vergiet en knijp er zoveel mogelijk vloeistof uit. Leg de groenten en bonen terug op het bord en meng met de rest van de elementen. Laat een paar uur opstijven in de koelkast. Serveer koud.

Genieten!

Hobak Namulu

ingrediënten

3 Hobak of courgettepompoen, in halve maantjes gesneden

2-3 teentjes Knoflook, fijngehakt

1 theelepel. suiker

zout

3 el. Soja marinade

2 eetlepels. Geroosterde sesamolie

Methode

Breng een pan met water aan de kook op middelhoog vuur. Voeg de crush toe en kook ongeveer 1 minuut. Giet af en was met koud water. Giet opnieuw af. Combineer alle ingrediënten en meng goed. Serveer warm met een selectie van Japanse bijgerechten en een hoofdmaaltijd.

Genieten!

www.ingramcontent.com/pod-product-compliance
Lightning Source LLC
Chambersburg PA
CBHW070506120526
44590CB00013B/766